RÉPARER SA ROUTE DE VIE

Données de catalogage avant publication (Canada)

Reid, Louise

Réparer sa route de vie

(Collection Psychologie)

ISBN: 2-7640-0597-0

1. Psychothérapie. 2. Autothérapie. 3. Troubles affectifs - Traitement. 4. Psychopathologie. I. Titre. II. Collection: Collection Psychologie (Éditions Quebecor).

RC480.R42 2002   616.89'14   C2001-941789-6

LES ÉDITIONS QUEBECOR
7, chemin Bates
Outremont (Québec)
H2V 1A6
Tél.: (514) 270-1746

© 2002, Les Éditions Quebecor
Bibliothèque nationale du Québec
Bibliothèque nationale du Canada

Éditeur: Jacques Simard
Coordonnatrice de la production: Dianne Rioux
Conception de la couverture: Bernard Langlois
Illustration de la couverture: Emile Claus / Christie's Images Super Stock
Révision: Sylvie Massariol
Correction d'épreuves: Jocelyne Cormier
Infographie: Composition Monika, Québec

Nous reconnaissons l'aide financière du gouvernement du Canada par l'entremise du Programme d'Aide au Développement de l'Industrie de l'Édition pour nos activités d'édition.

Gouvernement du Québec – Programme de crédit d'impôt pour l'édition de livres – Gestion SODEC.

Imprimé au Canada

RÉPARER SA ROUTE DE VIE

LOUISE REID

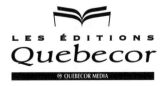

LES ÉDITIONS
Quebecor

QUEBECOR MEDIA

À Richard Boutin

Avant-propos

Vous vous apprêtez à découvrir une approche qui permet de se sortir tout en douceur et très rapidement de problèmes aussi graves que la dépression, le *burnout*, le trouble panique, l'agoraphobie, la phobie sociale et le stress post-traumatique. Avec cette méthode d'autoguérison, plus besoin de psychothérapies longues, douloureuses et coûteuses, ni de médicaments qui entraînent dépendance et effets secondaires nocifs et déplaisants.

Il n'est pas nécessaire non plus de comprendre quand et comment les désordres ont pu s'installer. Il devient ainsi inutile de fouiller, de gratter et de pleurer en revivant, pendant des mois voire des années, les passages douloureux de notre passé. Désormais, il suffit simplement de prendre conscience que tous les événements et toutes les situations pénibles que nous avons vécus ont contribué à créer un vide qui atteint notre estime de soi, une incertitude quant à notre capacité à assumer notre vie, bref, un trou noir sur notre route de vie. Pour notre cerveau, ce trou est à l'image d'un précipice qui couperait une route réelle; c'est pourquoi nous devenons incapables de continuer à avancer normalement sur notre route lorsque nous arrivons devant lui.

Avec la psychologie traditionnelle, il semble primordial de descendre dans le précipice pour tenter de comprendre comment il a pu se développer et ainsi de trouver des moyens pour le traverser. Dans le présent ouvrage, nous verrons que les trous noirs qui coupent notre route sont tous semblables et possèdent tous la même base, peu importe le désordre dont nous souffrons. Pour en percer le mystère, nous mettrons des images concrètes sur ces trous noirs et nous apprendrons à notre cerveau à les réparer grâce à un exercice qui demande environ une petite heure de concentration.

Promettre qu'une simple petite heure de travail pourra réparer ce qui a mis des années à se désagréger, voilà une assertion qui pourrait facilement me faire passer pour une illuminée, et certains s'amuseront sans doute à le penser. Et pourtant, je n'ai rien d'une illuminée. Je dirai simplement que j'ai voulu croire suffisamment longtemps à l'incroyable pour qu'il se produise.

Il y a à peine 10 ans, j'étais profondément ancrée dans le trou noir de la dépression et il me semblait impossible de pouvoir jamais en sortir. Malgré sept années de psychothérapie douloureuse et de recherche sur les causes de mon mal-être, je n'avais pas obtenu de résultats tangibles puisque je venais encore d'essayer de m'enlever la vie, non pas par désir de mourir, je le sais aujourd'hui, mais parce que le suicide était la seule porte que je voyais pour sortir de la souffrance. J'avais essayé d'éviter de tomber dans le précipice. J'avais expérimenté le trouble panique, certaines phobies et divers modes compulsifs qui, tous, à leur manière, m'avaient empêchée de basculer dans le trou noir du non-être. Malgré tous mes efforts, ce vide intérieur était toujours extrêmement présent.

Comme nous le verrons dans ce livre, la vie se charge toujours de nous replacer là où nous devons être sur notre route de vie. J'en ai fait l'expérience à cette époque. Elle a semblé me dire: «Tu veux mourir? Eh bien, tu vas voir de près ce qu'est la mort et, ensuite, tu pourras décider.» Trois mois après la fin d'une longue hospitalisation en psychiatrie, et alors que je n'avais toujours pas retrouvé le goût de continuer, la vie m'a fait présent, pour mon quarantième anniversaire, d'un infarctus majeur accompagné d'une mort temporaire qui m'a laissée extrêmement affaiblie, avec des capacités réduites. Telle était donc la mort! C'était non seulement la fin de la souffrance, mais la fin de toute vie terrestre! Je l'avais vu, le trou noir, dans toute sa splendeur.

Avais-je vraiment envie d'y retourner immédiatement? Pour quelle raison n'étais-je pas demeurée dans la mort, moi qui l'avais tant appelée, tellement désirée? Quel pouvait être le sens de mon retour ici-bas? J'ai cessé de lutter et de chercher, puisque, de toute manière, je n'en avais plus la force et, à ma grande surprise, les réponses ont commencé à affluer d'elles-mêmes. Du plus loin que je puisse me souvenir, j'avais souffert d'insécurité et d'anxiété profonde, et il me semblait que j'avais toujours dû lutter pour réussir à mettre un pied devant l'autre. Pourtant, j'avais essayé de diminuer mon mal-être par des lectures, par des cours de croissance personnelle, par des médicaments ainsi que par différentes thérapies touchant des approches diverses, mais aucune de mes tentatives n'avait jamais donné de résultats concrets.

Je me souviens de m'être dit qu'il devait exister un moyen de soulager la souffrance morale sans que les personnes aient à souffrir encore plus du remède que de la maladie. L'exemple concret et l'espoir auquel je me raccrochais était la découverte des antibiotiques, qui avait mis fin rapidement aux attaques incontrôlables des infections alors qu'auparavant, les patients atteints avaient à souffrir le martyre quand ils n'en mouraient pas. Je décidai d'essayer de trouver ce genre de remède mais appliqué à la psychologie. J'avais enfin une raison d'être, de vivre, d'avancer. L'expérimentation n'a rien eu d'une course folle. De toute manière, je ne pouvais plus courir.

Mes recherches et mes expériences dans ce domaine se sont étalées sur une période de 10 ans pendant lesquels chacun de mes pas m'est apparu comme une victoire et m'a procuré un grand bonheur. Je savais simplement, au plus profond de moi, que j'étais enfin sur la bonne route, sur MA route.

Je suis d'abord retournée à l'université pour acquérir les connaissances en psychologie qui m'étaient nécessaires. De ces trois années d'études, je n'ai retenu que quatre ou cinq concepts majeurs qui m'ont permis de comprendre le fonctionnement de notre inconscient et c'était là tout ce dont j'avais besoin. Le seul point négatif que je retienne de ces 1350 heures de cours: pas une seule fois il n'a été fait mention des mots «souffrance morale», comme si cette dernière avait été oubliée au profit de milliers de notions théoriques. Mais cette souffrance n'est-elle pas, à la base, la raison d'être de la psychologie?

Par la suite, la vie m'a permis d'expérimenter l'imagerie mentale, ce qui m'a donné l'occasion de me débarrasser, en un instant, d'une colère que je refoulais depuis des années et pour laquelle j'avais consulté pendant des mois sans réussir ni à la cerner réellement ni à m'en défaire. Je venais de trouver l'«antibiotique» que j'avais tant espéré. Je l'ai expérimenté sur moi-même et sur mes proches, pour lentement agrandir mon cercle de recherche. Chaque rencontre avec des personnes en souffrance apportait son lot de soulagements et de découvertes et me dirigeait lentement vers une forme d'entonnoir au bout duquel, je le sentais, se trouvait la source unique alimentant les divers problèmes psychologiques.

En raison du soulagement ressenti et des changements de comportement reliés à l'utilisation de l'imagerie, certaines personnes avec lesquelles j'ai travaillé ou leur entourage m'ont dit que je réussissais à faire des miracles, ce qui m'a toujours fait sourire. Je n'ai pas la possibilité de faire quelque miracle que ce soit et toute personne possédant une bonne empathie peut parvenir aux mêmes résultats. Ma contribution à la vie relève plus simplement de ma capacité à déterminer les pistes qui peuvent nous mener directement dans l'inconscient, les endroits où il faut travailler pour contrer l'anxiété et la façon de réparer rapidement les dommages qui y ont été causés. Il n'y a pas de miracles, mais simplement des résultats rapides et concrets, et ce, sans bouleverser ni notre personnalité ni notre existence.

Nous avons tous une route de vie à suivre et il s'y trouve parfois des trous noirs, des précipices qui nous empêchent d'avancer normalement et, même, qui nous obligent à nous arrêter carrément. Vous trouverez dans ce livre leur origine ainsi que la manière et la forme qu'ils utilisent pour se présenter à vous. Vous verrez l'importance de les réparer pour pouvoir continuer à avancer, à évoluer. Surtout, vous apprendrez comment faire disparaître les trous noirs de la dépression, du *burnout*, du trouble panique, de la phobie sociale et du stress post-traumatique.

Je n'ai pas besoin de vous souhaiter «Bonne route!» car je sais que si vous prenez le temps de bien comprendre le contenu de ce livre et que vous effectuez ensuite l'exercice d'imagerie qui y est proposé, votre route de vie vous permettra de continuer harmonieusement le très beau voyage qui conduit vers la paix intérieure.

Évaluation

Avant d'aller plus loin, voici un petit questionnaire qui vous permettra d'évaluer les méfaits de l'anxiété sur votre fonctionnement quotidien. Je vous suggère fortement de le remplir avant de commencer la lecture de ce livre. Il vous permettra de vérifier si l'approche présentée peut répondre à vos problèmes. À la fin du volume, vous trouverez le même questionnaire; cela vous permettra de quantifier et de qualifier les changements obtenus à moyen terme.

QUESTIONNAIRE

Étalez vos réponses sur une échelle de 0 à 3:

0 = aucunement; 1 = un peu; 2 = beaucoup; 3 = énormément.

Bloc 1

	0	1	2	3

Vous arrive-t-il de ressentir sans raison:
- la peur de mourir? _1_
- la peur de vous évanouir? 0
- l'impression de devenir fou? _1_
- une sensation d'étouffement? _2_
- une sensation d'étranglement? _1_
- des étourdissements ou des vertiges? _2_
- des palpitations cardiaques? _2_
- des spasmes musculaires? _2_

Bloc 2

Hésitez-vous à:
- sortir seul? _3_
- sortir pour faire des courses? 0
- rendre visite à des amis? _1_
- utiliser le transport en commun? 0
- vous rendre là où il y a des foules? _2_
- vous éloigner de votre domicile? 0

Bloc 3

Évitez-vous de:
- parler devant plusieurs personnes? _3_

- parler de vous-même? ___ _1_ ___ ___
- prendre la place qui vous revient? ___ ___ _2_ ___
- entrer en contact avec les gens? ___ ___ ___ _3_
- regarder les autres dans les yeux? ___ ___ ___ _3_

Bloc 4

Avez-vous l'impression:
- de vivre constamment sous pression? ___ ___ ___ _3_
- que la vie est très lourde à porter? ___ ___ ___ _3_
- que vous ne pourriez pas vivre seul? ___ _1_ ___ ___
- que vous ne vous en sortirez jamais? ___ ___ ___ _3_
- que le bonheur n'est pas pour vous? ___ ___ _2_ ___

Bloc 5

Vivez-vous:
- des cauchemars récurrents? _0_ ___ ___ ___
- des *flash back* d'événements passés? ___ ___ _2_ ___
- une forte agressivité face
  à l'entourage? ___ _1_ ___ ___
- une sensation d'être étranger à
  votre propre vie? ___ ___ _2_ ___
- des problèmes de sommeil? ___ ___ ___ _3_
- des troubles de la mémoire? ___ ___ _2_ ___
- avec le souvenir d'un événement
  traumatisant? ___ _1_ ___ ___

Bloc 6

Vous sentez-vous obligé de «performer»:
- dans vos relations amoureuses? ___ ___ _2_ ___
- dans vos relations amicales? ___ ___ _2_ ___
- dans votre travail (ou vos études)? ___ ___ _2_ ___
- comme parent (s'il y a lieu)? ___ ___ ___ _3_

RÉSULTATS

Si vous vous êtes reconnu dans les questions du **bloc 1**, vous souffrez possiblement de trouble panique. Si vous avez répondu beaucoup (2) ou énormément (3) aux questions du **bloc 2**, vous flirtez peut-être avec l'agoraphobie. Le **bloc 3** se rapporte à la phobie sociale et aux évitements utilisés habituellement pour fuir le jugement des autres. Les questions du **bloc 4** touchent le découragement qui sous-tend la déprime ou la dépression, alors que le **bloc 5** présente des symptômes associés au stress post-traumatique. Le **bloc 6**, lui, évalue notre besoin de performance, un aspect extrêmement important car lorsque ce besoin est trop fort, il nous pousse au perfectionnisme et peut générer des situations de stress qui conduisent au trouble panique, à l'agoraphobie, à la phobie sociale et à la dépression. Si vous avez répondu beaucoup ou énormément à au moins une des questions de l'évaluation, ce livre peut vous aider.

Introduction

Depuis l'instant de notre naissance et peut-être même avant, nous avançons sur une voie qui est propre à chacun de nous et qui porte le nom de «route de vie». Il s'agit du chemin qu'il nous faut suivre pour traverser notre vie et y faire certaines expériences qui visent à nous rapprocher harmonieusement de cette essence profonde qu'est notre âme pour acquérir la paix intérieure. Au cours de mes expérimentations, j'ai remarqué que, le plus souvent, les blessures affectives et morales dont nous souffrons sont directement liées à l'estime que nous avons pour nous-mêmes et à notre incertitude quant à notre capacité d'assumer notre vie. Cette carence nous incite à la méfiance, au manque d'égard, à l'orgueil, à l'intolérance, à la haine et à l'égoïsme, alors que l'acquisition de la paix et du bien-être intérieurs repose, au contraire, sur la confiance, le respect, la tolérance, l'humilité, l'amour et le don de soi.

De la naissance à la mort, nous suivons une route qui, sans être complètement tracée à l'avance, possède néanmoins des balises minimales nous permettant de partir d'un point A, qui est la naissance, pour tenter de parvenir à un point B, qui est l'acceptation de soi, la capacité de s'aimer et de vivre en harmonie avec soi-même, en état de paix intérieure. La sagesse de tous les peuples nous apprend que nous sommes sur terre pour évoluer vers un état de conscience spirituelle plus élevé et que, dans cette visée, la vie nous offrira toutes les situations nécessaires pour y parvenir. Nous pourrons utiliser un chemin relativement droit et aisé ou, au contraire, suivre une route sinueuse et difficile.

Nous essaierons peut-être de suivre des chemins de traverse qui nous apparaissent moins hostiles, mais la vie se chargera immanquablement de nous ramener sur le bon sentier et semblera parfois impitoyable dans sa façon de faire. La peur nous paralysera parfois et nous empêchera de faire un pas de plus vers l'avant. Nous serons alors dans une impasse, incapables d'assumer notre vie.

L'acquisition des valeurs profondes fait apparaître divers obstacles sur notre route de vie parce que nous avons peur de faire confiance, d'aimer, de donner ou de pardonner, et ces peurs nous poussent parfois à nous écarter de notre chemin ou à nous arrêter complètement. Il faut cependant savoir que plus nous luttons pour nous écarter de notre route, plus les difficultés sont nombreuses. Pour parvenir à atteindre notre but sans souffrir plus que nécessaire, il est donc important d'accepter de nous laisser guider dans ce cheminement de vie.

Nous pouvons tenter de trouver des guides dans diverses religions, mais aussi dans les livres, les émissions de télévision, bref, partout à l'extérieur de nous-mêmes, mais il faut savoir que le premier guide qui nous soit donné est d'abord à l'intérieur de nous. Nous possédons tous une forme de supra-conscience spirituelle qui sait ce que nous sommes réellement venus chercher sur la terre et dont l'unique but est de nous permettre d'atteindre notre objectif. On dit de cette conscience qu'elle est notre petite voix intérieure, notre intuition. Elle possède toutes les vraies réponses à nos questions. Malheureusement, nous préférons souvent ne pas entendre ce qu'elle a à nous dire, simplement parce que nous avons peur de ce que nous pourrions «entendre».

Le deuxième guide qui nous soit d'un grand secours est constitué des milliers de signes qui nous sont donnés constamment par la vie. Lorsque nous nous trouvons sur la bonne route, nous sommes dans l'acceptation, c'est-à-dire que nous ne luttons pas contre ce qui nous arrive; de ce fait, nous trouvons un sens même aux événements les plus difficiles et nous nous sentons relativement bien. Lorsque tout semble aller de travers, que nous sommes angoissés, stressés, agressifs ou révoltés, nous avons là autant de signes que nous essayons de trouver un chemin de traverse pour éviter notre route ou que nous sommes sur la bonne route mais que nous sommes bloqués et incapables d'aller plus avant.

Il est primordial de prendre conscience de ces signes et d'entendre ce qu'ils ont à nous dire. Notre petite voix intérieure connaît leur signification et elle peut facilement nous les traduire, si, bien sûr, nous nous arrêtons à l'écouter. Voilà donc nos principaux guides. À travers les religions, les livres ou les émissions, nous pouvons recevoir de nombreux signes, mais seule notre intuition reconnaît ceux qui s'adressent à nous. Ils diffèrent pour chacun de nous, selon notre route personnelle; c'est pourquoi il faut d'abord regarder en nous pour connaître nos réponses.

Notre route de vie est à l'image de toutes ces routes réelles que nous pouvons voir chaque jour, qu'il s'agisse de rues de ville, de chemins de campagne ou d'autoroutes. Certains segments sont lisses et plats, alors que d'autres recoupent de nombreuses côtes et courbes, présentent de longues montées ou sont entrecoupées de passages cahoteux. Telle est notre vie, avec ses beautés, ses difficultés, ses périodes douces et heureuses qui alternent avec des époques plus pénibles et ardues. Le tracé des routes réelles tient compte des obstacles naturels qui traversent son parcours et il en va de même pour le chemin que nous suivons dans notre vie. Dans ce dernier cas, les obstacles naturels sont constitués des émotions qui nous habitent ainsi que de l'approche personnelle que chacun de nous utilise pour composer avec elles.

À travers des débordements, des éboulements ou des séismes, les obstacles naturels peuvent causer des failles et des crevasses sur nos routes et parfois même en emporter certaines sections, laissant place à des trous béants plus ou moins profonds, plus ou moins grands. Notre route de vie présente, elle aussi, plusieurs de ces failles et crevasses. Nous pouvons ainsi nous retrouver face à un précipice, à un trou noir lorsque notre système émotif est fortement ébranlé. Chacun de nous a eu ou aura l'occasion de connaître cette impression de trou noir à quelques occasions puisque la vie affective et ses soubresauts font partie intégrante de tout être humain.

Dans la vie réelle, lorsqu'une portion de route s'effondre, les travailleurs des service de la voirie ne passent pas des années à essayer de comprendre quand, comment et pourquoi la terre a tremblé ou le ruisseau qui traverse la route s'est soudainement gonflé pour devenir un torrent et emporter un segment de celle-ci. Ils s'emploient à solidifier les fondations, quitte à faire dériver le ruisseau si celui-ci est à la base du problème, et à restaurer la structure de la route. Nous pouvons suivre exactement le même procédé avec notre route de vie. Lorsqu'un trou noir nous barre le chemin, nous n'avons pas besoin de chercher pendant des années pour savoir comment il s'est créé. Il nous suffit simplement de savoir que nous sommes en présence d'un grave questionnement sur notre valeur en tant que personne.

«Suis-je suffisamment compétent et bon?» «Est-ce que je mérite d'être aimé et de vivre?» Ces questions engendrent de puissantes peurs et ce sont ces peurs qui créent les précipices. Car si la réponse à ces questions devait être que nous ne sommes ni suffisamment bons ni assez compétents et que nous ne méritons ni de vivre ni d'être aimés, nous serions alors devant le néant.

Telle est la base de nos failles et de nos précipices. Peu importent les éléments qui nous ont poussés à ces interrogations sur nous-mêmes, le seul point important, après avoir pris conscience de ce questionnement sur notre valeur, est de procéder à la réfection du tronçon effondré. Nous le ferons exactement avec la même approche qu'utilisent les employés des services routiers, sauf que nous le ferons en pensée, grâce à un scénario et à des images qui sauront convaincre notre cerveau. Mais d'abord, il faut reconnaître la présence de ce «précipice» et la nécessité de le faire disparaître afin de poursuivre notre chemin. Si nous ne pouvons pas changer le passé, nous avons toutefois prise sur les dommages que celui-ci a pu engendrer et auxquels nous nous heurtons dans le présent.

Si, dans la vie réelle, nous arrivons devant un grave effondrement de la route, même nos meilleures habiletés de conducteurs nous seront inutiles car il sera impossible de continuer à avancer. Cependant, dès que la route sera réparée, nous pourrons circuler de nouveau et n'aurons rien perdu de nos capacités, même si nous avons dû cesser de conduire pendant quelque temps. Si, dans notre vie affective, nous faisons face à un précipice sur notre route, nous devenons incapables d'utiliser toutes les forces que nous avons développées. Nous sommes démunis. Dès que le tronçon effondré sera réparé, peu importe la période de temps où nous serons demeurés immobilisés, nous pourrons continuer à avancer et nous retrouverons, intactes, toutes les habiletés de vie que nous avions auparavant. C'est la réalité que j'ai constatée avec chacune des personnes qui a expérimenté la présente approche.

Voilà donc notre route de vie, belle, droite, tortueuse, pentue, sinueuse, bosselée, ensoleillée ou assombrie. Nous sommes tous capables de l'assumer et de la traverser, tant dans ses beaux tronçons que dans ceux qui présentent des obstacles. Le seul élément qui puisse nous empêcher d'y évoluer sainement est la présence de trous noirs, de précipices. Dorénavant, nous posséderons les outils pour faire disparaître ces derniers et pour continuer à avancer. Nous aurons tous la possibilité de sortir de notre mal-être. Il n'en tient qu'à chacun de nous de décider si c'est ce qu'il désire vraiment.

PREMIÈRE PARTIE

LA ROUTE
DE VIE

CHAPITRE 1

La route de vie
et les émotions

C'est facile de dire qu'il suffit de regarder en nous, d'écouter les signes et de suivre la route qu'ils nous indiquent pour s'épanouir. Évidemment, dans les faits, ce n'est pas si simple. D'abord, parce que certaines entités complexes, invisibles et souvent pénibles nous empêchent de voir les signes, qui sont à la source de toutes les difficultés qui surgissent sur notre route de vie et qui se nomment ÉMOTIONS. Celles-ci sont à la base de toutes les embûches que nous croisons sur notre chemin de vie ainsi que de toutes les tentatives d'évitement que nous faisons pour dévier de celui-ci. Elles constituent le principal obstacle à l'écoute de notre petite voix intérieure; de fait, lorsque des émotions pénibles nous habitent, nous avons souvent tendance à regarder n'importe où ailleurs et à écouter n'importe quoi d'autre que ce qui se trouve à l'intérieur de nous. Nous pouvons trouver des milliers de prétextes à nos malaises, à notre agressivité, à nos colères ou à nos comportements inadéquats, mais la seule vraie cause de nos dérèglements intérieurs ne vient pas des autres, des événements ou des situations.

Nos malaises relèvent toujours d'émotions pénibles qui nous habitent et avec lesquelles nous avons de la difficulté à composer.

Dans une vision purement logique, tous les événements qui jalonnent notre route de vie sont neutres. Le décès d'un proche représente la disparition d'une personne. Une perte d'emploi constitue une séparation d'avec un travail. Un divorce correspond à la fin d'un mariage. Une faillite équivaut à une incapacité à respecter ses obligations financières. Ce sont là des faits, sans plus. Aucun de ces événements n'a le pouvoir de nous bloquer ou de nous empêcher d'avancer dans la vie et, souvent, nous n'avons nous-mêmes aucun pouvoir sur eux. Même la pire des tragédies est incapable, à elle seule, de créer ces trous noirs qui jalonnent notre route.

La seule influence réelle que les événements possèdent sur le cours de notre vie, c'est de provoquer des émotions en nous et c'est la force de ces dernières ainsi que la manière que nous avons de composer avec elles qui déterminent la présence ou l'absence de ravages sur notre route de vie. Un enfant battu se souviendra peu ou prou de chacune des agressions physiques qu'il aura essuyées, mais l'intensité de la peur et de la peine qu'il aura ressenties dans ces moments sera imprimée en lui pour très longtemps. Aucune des fessées ou des raclées reçues n'aura la capacité de créer des trous noirs. C'est la PEUR de mourir ou celle d'avoir peut-être encouru ces châtiments parce qu'il n'était pas suffisamment bon et gentil et qu'il ne mérite peut-être pas d'être aimé et heureux, qui risque de créer un précipice très profond qui coupera sa route de vie.

Nous sommes des êtres humains intelligents et, à ce titre, nous pouvons composer avec pratiquement toutes les situations qui surgiront au cours de notre vie car nous avons les ressources logiques nécessaires pour trouver des solutions à nos problèmes. S'il n'y avait que cette logique en nous, nous n'aurions jamais de grandes difficultés à affronter ni de mal être à ressentir. Nous trouverions des solutions rationnelles aux ennuis et aux obstacles et nous cheminerions sur une route de vie droite et plate. Nous serions tous un peu semblables. Heureusement, nous ne sommes pas des êtres dotés uniquement d'un esprit logique. Chacun de nous possède sa propre palette de couleurs qui fait de lui un être unique et qui est constituée des émotions ressenties à chaque instant et de la façon dont on compose avec ces dernières. Les émotions font partie intégrante de nous, au même titre que notre cœur, nos poumons, notre tête et nos membres. Il ne nous viendrait pas à l'idée de nier la présence de nos organes physiques vitaux; pourtant, c'est ce que nous faisons la plupart du temps avec nos émotions, peut-être parce que nous ne pouvons les voir ni avec nos yeux ni avec les appareils les plus sophistiqués.

Nous avons l'habitude de croire qu'il existe des milliers d'émotions et c'est la raison pour laquelle nous avons tant de difficultés à les reconnaître. Nous pouvons dès maintenant simplifier notre perception en prenant conscience que toutes les émotions peuvent se regrouper sous trois simples appellations:

JOIE   PEINE   PEUR

Il n'existe pas des milliers d'émotions différentes, il y en a trois. Tous les autres noms que nous utilisons sont soit des synonymes de ces trois mots tels l'allégresse, la tristesse et la frayeur, soit des qualificatifs pour des réactions que les émotions engendrent; c'est le cas du bonheur, de la colère, de la culpabilité et de la panique. Voici quelques masques que nous utilisons pour déguiser les trois émotions de base.

Les masques des émotions			
Émotions	**Joie**	**Peur**	**Peine**
Synonymes	Allégresse Enthousiasme Euphorie Félicité Gaieté Jovialité Jubilation Ravissement Satisfaction	Appréhension Crainte Effroi Épouvante Frayeur Frousse Hantise Terreur Trouille Trac	Affliction Cafard Chagrin Incompréhension Regret Tracas Tristesse Vague à l'âme
Réactions	Bien-être Bonheur Calme Confiance Contentement Émerveillement Enchantement Épanouissement Paix Plaisir Reconnaissance Réjouissance Soulagement Volupté	Affolement Agressivité Angoisse Anxiété Colère Culpabilité Emportement Frustration Fureur Indignation Inquiétude Irascibilité Irritation Jalousie Méfiance Panique Rage Ressentiment Timidité	Amertume Colère Déception Découragement Dépit Déprime Désespoir Douleur Ennui Frustration Malheur Nostalgie Rejet Ressentiment Solitude

La joie nous projette toujours vers l'avant et nous incite à la vie. La peur et la peine bloquent notre énergie et si elles ne sont pas assumées, elles nous poussent à reculer ou à dévier de notre route ainsi qu'à refuser la vie.

Lorsque nous sommes angoissés, stressés, déprimés, moralement fatigués, lorsque nous ne savons plus dans quelle direction nous diriger, nous devons prendre conscience que la seule source de nos malaises est constituée par la PEUR. Cette dernière peut prendre différentes formes, par exemple la peur d'être critiqué ou jugé, d'être abandonné ou rejeté, d'échouer, de se tromper, de s'assumer, de n'être pas suffisamment bon ou compétent, de déplaire ou de déranger, mais, fondamentalement, elles se regroupent toutes sous un même grand thème, soit *la peur d'être seul et de souffrir de cette solitude.*

La peur de souffrir, d'avoir mal, voilà l'appréhension inconsciente fondamentale qui crée les trous noirs sur notre route de vie. Comme nous le verrons bientôt, la peur du rejet, de l'abandon et de la solitude ainsi que de la souffrance qui en découle est directement liée à notre manque d'estime de soi ou à une incertitude quant à notre capacité à assumer notre vie. La critique, le jugement, le rejet, l'abandon peuvent parfois nous apparaître comme des «preuves» de notre non-valeur et c'est la raison pour laquelle nous pouvons avoir tendance à les craindre. Pour éviter la douleur que pourrait nous occasionner la solitude si elle devait survenir, nous sommes souvent prêts à faire de grands compromis. Nous pourrons même éviter d'avancer dans une direction qui semble promettre un certain bonheur si nous suspectons qu'il y a un quelconque danger de souffrir sur la route qui s'ouvre à nous.

Donc, les émotions sont à la base de notre cheminement et elles interfèrent continuellement dans la façon dont nous évoluons sur notre route de vie. Lorsque nous sommes incapables d'avancer, la seule solution qui permette de débloquer rapidement la situation est de prendre conscience que nous avons peur. Il nous faut voir au-delà de l'indignation, de la frustration, de l'inquiétude, de l'angoisse, de l'anxiété, de la colère et du ressentiment, qui, tous, semblent être des blocages en eux-mêmes mais qui, dans les faits, servent uniquement à masquer la seule vraie difficulté qui puisse obstruer notre route et qui se nomme PEUR.

«De quoi ai-je peur?» Pour être mieux en mesure de répondre à cette question, nous tenterons maintenant de déterminer les diverses peurs qui nous habitent. Nous verrons comment elles sont directement reliées à l'estime que nous avons pour nous-mêmes et de quelle manière elles peuvent nous empêcher de développer les valeurs profondes qui apportent la paix intérieure.

CHAPITRE 2

L'estime de soi

L'estime de soi est la capacité d'apprécier ce que nous sommes, de nous accepter, de nous aimer et de nous respecter tout en étant capables de reconnaître nos lacunes. C'est aussi celle d'accepter le fait que nous ne sommes pas parfaits et que nous ne le serons jamais, mais que, dans la balance, le plateau de nos forces et de nos qualités pèse plus lourd que celui de nos défauts et de nos faiblesses. S'estimer, c'est considérer que l'on est suffisamment fort et compétent pour assumer sa propre vie et s'occuper de soi-même, sans attendre que les autres le fassent pour soi.

L'estime de soi, c'est la fondation de tout notre cheminement émotif et psychologique. Elle constitue une base très solide sur laquelle nous pouvons nous reposer, car lorsque nous sommes assurés de notre propre valeur, nous n'avons pas besoin d'en chercher la confirmation dans les yeux ou les paroles des autres ni de craindre leur jugement. Nous sommes simplement conscients que nous sommes des êtres humains imparfaits, que nous ne pouvons plaire à tous, mais qu'en bout de ligne, nous sommes heureux et fiers de vivre dans notre peau. Nous savons que nous méritons de vivre, d'être aimés et d'être heureux.

La mésestime de soi, pour sa part, se traduit par une incertitude quant à notre valeur profonde et à notre droit à la vie et à l'amour. Le plateau de nos défauts et de nos faiblesses pèse alors beaucoup plus lourd dans la balance que celui de nos forces et de nos qualités. Nous avons constamment besoin d'être rassurés ou de prouver que nous sommes bons et compétents. Le regard des autres prend une importance démesurée et nous n'avons plus aucune certitude sur laquelle nous reposer car, malheureusement, lorsque nous ne sommes pas sûrs de nous, nous ne pouvons être sûrs de rien. Si les autres ne nous renvoient pas un message clair quant à notre valeur ou si nous ne pouvons les convaincre de cette dernière, nous ne sommes plus sûrs de mériter de vivre et d'être aimés, d'où une possible sensation de n'être «rien», d'être habités par un grand vide intérieur, un trou noir.

Lorsque l'estime de soi nous fait défaut et qu'elle occasionne la présence de ces trous noirs, nous pouvons vivre diverses difficultés telles la dépendance affective grave, le trouble panique, la phobie sociale, entre autres phobies, ainsi que la dépression, le *burnout* et le stress post-traumatique. Ce sont là des difficultés qui handicapent notre fonctionnement et qui en viennent parfois à nous paralyser complètement, nous empêchant carrément de continuer à évoluer sur notre route de vie.

Cependant, au-delà de ces dysfonctionnements majeurs, le manque d'estime de soi nous apporte un lot de complications mineures qui touchent notre quotidien et nous rendent la vie moins agréable. Le manque d'assurance en nous-mêmes peut facilement nous inciter à la méfiance envers les autres, au mépris de ceux que l'on considère ou que l'on voudrait considérer comme étant plus «bas» que soi, à l'orgueil, à l'intolérance face aux différences, à la haine et à l'égoïsme. Ce sont là des attitudes qui visent à nous sécuriser face au regard des autres mais qui, malheureusement, sont les éléments contraires de la confiance, du respect, de l'humilité, de la tolérance, de l'amour et du don de soi, ces valeurs profondes qui nous apportent la paix intérieure.

La mésestime de soi engendre de nombreuses peurs qui ont des racines profondes dans notre inconscient. Une personne qui n'est pas assurée de sa propre valeur a peur de s'affirmer et de s'assumer, de l'autonomie et du changement, de déranger, de décevoir et de déplaire, de prendre ou de perdre sa place, de dire oui et de dire non, du bonheur et du malheur, de la critique et du jugement, de la colère et du conflit, de blesser ou d'être blessée, entre autres. Elle semble avoir peur de tout, mais particulièrement de ne pas être suffisamment bonne, compétente, apte ou aimable. Aussi longtemps que nous croyons que nous avons un besoin vital de l'attention, de l'approbation et de l'acceptation des autres pour être vivants, que nous ne sommes pas suffisamment importants par nous-mêmes et qu'il nous faut l'assentiment d'autrui pour nous assurer que nous avons une valeur réelle, nous ressentons une très grande peur du rejet et de l'abandon.

Comme les valeurs de confiance, de respect, d'humilité, de tolérance, d'amour et de don de soi impliquent toutes une grande ouverture aux autres, elles nécessitent obligatoirement une mise à nu de l'âme. Si notre estime de nous-mêmes est très basse, nous craignons que notre âme soit entachée de laideur et de déficiences. Nous hésiterons à la laisser voir à autrui et nous tenterons peut-être même de la cacher le mieux possible. Pour ce faire, la meilleure méthode demeure l'herméticité, la fermeture aux autres, la création d'une bulle. La méfiance, le dédain, l'orgueil, le jugement, l'intolérance, la haine et l'égoïsme servent à créer pour nous cette «bulle» qui nous donne l'impression d'être protégés du regard d'autrui.

Lorsque nous cessons d'avoir peur des autres, la confiance, le respect, l'humilité et la tolérance viennent d'eux-mêmes, sans effort. Il devient relativement facile d'aimer et de donner sans attendre en retour, car nous recevons alors la plus belle paye qui soit, des flots d'amour dégageant une chaleur qui réchauffe tous les os et les muscles de notre corps ainsi que toutes les fibres de notre âme. Lorsque nous retrouvons l'estime de soi, les trous noirs se comblent sur notre route de vie et nous avons à nouveau la possibilité d'avancer sans danger.

Pour mieux comprendre l'interférence du manque d'estime de soi dans l'acquisition de la paix intérieure, nous verrons dans le prochain chapitre comment chacun des contraires des principales valeurs de base peuvent en venir à créer des précipices sur notre route de vie.

CHAPITRE 3

L'acquisition des valeurs

Les principales valeurs de base qui nous procurent la paix intérieure sont la confiance, tant en soi que dans les autres et dans la vie, le respect, l'humilité, la tolérance, l'amour inconditionnel et le don de soi. Nous possédons certaines d'entre elles, alors que d'autres nous font défaut. Afin de poursuivre notre route vers l'acquisition de cette paix intérieure, il est important de reconnaître les qualités qu'il nous faut développer et de prendre conscience que c'est toujours le manque d'estime de soi qui nous éloigne de ces dernières.

Pour déterminer aisément quelles sont les valeurs avec lesquelles nous éprouvons de la difficulté, il existe un exercice relativement simple qui consiste à voir quels sont les contraires de ces valeurs de base et à détecter ceux qui s'appliquent à nous. Ainsi, si nous craignons les autres et leur jugement, si nous doutons de leur bonté et les soupçonnons d'être méchants, retors, dangereux, incompétents et malveillants, ou encore si nous croyons que la vie nous réserve toujours de mauvaises surprises, nous sommes de tempérament méfiant et, dès lors, nous savons qu'il nous manque la confiance. Il devient important de nous ouvrir aux autres et à la vie, de leur donner la possibilité de nous atteindre, même si cela risque parfois d'apporter certains petits désagréments.

Si nous sommes critiques à l'égard des autres et de la vie, si nous portons facilement des jugements sur autrui et que nous avons tendance à traiter la vie et les humains avec désinvolture ou arrogance, allant même jusqu'à mépriser et à bousculer ceux qui ne semblent pas aller dans le même sens que nous, nous avons un problème avec le respect. Nous ne pouvons vivre en paix avec nous-mêmes que si nous apprenons à accepter les autres et nous-mêmes dans notre entité et à nous traiter avec considération.

Si nous avons tendance à voir nos qualités sans reconnaître nos déficiences, à voir les faiblesses chez les autres, sans les créditer de leurs forces, si nous semblons fortement assurés de notre propre valeur et persuadés que nous avons ou aurions dû avoir une grande destinée, il y a fort à parier que l'orgueil est très présent en nous et qu'il nous manque une certaine dose d'humilité. Il nous faut comprendre et accepter que nous ne sommes pas parfaits, et que les autres ne le sont pas non plus.

Si nous pardonnons difficilement les erreurs et les échecs, si nous trouvons pénible de faire des concessions, que nous avons de grandes exigences envers nous-mêmes et envers les autres et que nous sommes très peu indulgents lorsque les résultats attendus tardent à se produire, nous faisons habituellement preuve d'impatience et d'étroitesse d'esprit, au détriment de cette paisible valeur qu'est la tolérance. Nous devons admettre que les autres peuvent avoir des modes de pensée et d'action différents des nôtres et reconnaître que les erreurs et les échecs font partie intégrante de la vie.

Si nous avons une propension à souhaiter du mal plutôt que du bien aux autres, à repousser les gens plutôt qu'à nous ouvrir à eux, si nous gardons facilement rancune et haine face à certaines personnes, nous ne savons pas réellement ce qu'est le vrai amour. Si nous désirons évoluer vers la paix intérieure, il nous faut apprendre à ouvrir notre cœur aux autres, à les voir avec d'autres yeux et à les accepter inconditionnellement en tant que personnes.

Si nous hésitons souvent à partager avec autrui, si nos besoins passent toujours avant ceux des autres et que nous exigeons d'être la personne la plus importante pour notre entourage, nous souffrons d'égoïsme et d'un manque de générosité et d'ouverture qui sont les contraires du don de soi. Nous devons apprendre à nous tourner vers les autres, à leur laisser une certaine place ainsi qu'à offrir gratuitement nos forces et nos compétences afin de mieux recevoir celles d'autrui.

Pourquoi ressentons-nous parfois si fort ces besoins de nous méfier des autres, de les traiter avec mépris ou arrogance, de vouloir nous sentir plus forts et plus «grands» qu'eux, de nous élever contre l'imperfection, de leur souhaiter du mal ou de nous fermer à eux? Simplement parce que, comme nous l'avons vu dans le chapitre précédent, nous avons peur d'être blessés par leur jugement et que, pour nous protéger, nous nous donnons l'impression que nous pourrons parer les «coups» si nous nous méfions d'eux ou si nous leur enlevons toute importance à nos propres yeux.

Pourtant, ni la méfiance ni le mépris, l'orgueil, l'intolérance, la haine ou l'égoïsme ne peuvent nous protéger contre les blessures d'amour-propre si nous ne possédons pas une bonne estime de soi. Ils ne sont que des boucliers formés d'écran de fumée, car nous ressentons quand même chacune des morsures qui nous sont infligées par les jugements et les rejets. La seule protection vraiment valable passe par le développement de l'estime de soi. Lorsque nous sommes conscients de notre valeur, le jugement des autres a tellement moins d'importance que nous n'avons plus à nous méfier d'eux ni à chercher à les abaisser. Ils ont leur importance, sans plus.

Petites comparaisons animales

Pour mieux visualiser l'importance d'acquérir et de développer les valeurs de base, amusons-nous quelques instants à trouver des ressemblances entre la vie des personnes à qui il manque une valeur essentielle et quelques personnages du règne animal.

La méfiance

Nous pouvons comparer la vie d'une personne méfiante à celle d'une tortue. Elle est relativement protégée des dangers extérieurs et des petits prédateurs grâce à la carapace derrière laquelle elle se réfugie à la moindre alerte. Cependant, une carapace est toujours très lourde à porter et elle entrave les déplacements. De plus, en raison de ce moyen de protection, il est difficile pour la tortue de ressentir les caresses que nous pourrions vouloir lui prodiguer.

Le mépris

Celui qui éprouve des problèmes avec la notion de respect peut facilement se comparer à un hérisson. C'est une jolie bête, capable de se défendre, mais, au moindre soupçon de danger potentiel, elle pointe ses épines, devient menaçante et lance des dards. On a rarement envie de s'approcher d'un hérisson ou d'un porc-épic!

L'orgueil

L'orgueilleux ressemble à ce très bel oiseau qu'est le paon. Lorsqu'il déploie son magnifique plumage, qu'il se pavane et fait la roue, il sait éblouir le regard. On a cependant tendance à oublier qu'une fois l'artifice refermé, il est, dans les faits, un oiseau petit et fragile, comme tous ceux de sa race.

L'intolérance

Fondamentalement, l'intolérant se sent comme un lionceau sans défense; pour se protéger, il agit comme une mère lionne qui, toutes griffes dehors, veille sur son petit. Il devient alors hasardeux et même dangereux pour quiconque de tendre la main vers l'animal, même si le geste se veut gentil et caressant.

La haine

Celui qui se nourrit de haine et d'agressivité est à l'image d'un chien infecté par la rage, tous crocs dehors et la bave coulant de ses babines. Il est évident qu'il souffre, mais alors qu'il aurait tant besoin qu'on le rassure, on le tient éloigné pour éviter d'être blessé et même contaminé.

L'égoïsme

La personne très égoïste ressemble à une hyène, l'animal qui prend et jamais ne donne. Il peut devenir très agressif lorsqu'on refuse de lui remettre le butin qu'il sollicite. Il n'y a pas de cohabitation pacifique possible entre la hyène et ceux qui ne font pas partie de sa race. Elle sait bien s'occuper d'elle-même, mais elle ne peut vivre qu'avec ses semblables, et encore...

Si nous nous sommes reconnus un tant soit peu dans l'un de ces portraits d'animaux, c'est que nous avons à travailler au développement de la valeur de laquelle celui-ci relève. Mais qu'il s'agisse de confiance, de respect, d'humilité, de tolérance, d'amour ou de don de soi, il faut toujours se souvenir que l'acquisition de chacune d'entre elles repose d'abord et toujours sur le renforcement et l'affermissement de notre estime de soi. En réparant notre route de vie, nous faisons disparaître la mésestime et, du coup, nous renouons avec nos valeurs profondes.

Chacune de ces valeurs de base contribue à nous nourrir émotivement et spirituellement. Chacune nous amène à ressentir un sentiment de plénitude intérieure qui vient combler les impressions de vide qui peuvent nous habiter et qui, comme nous le verrons maintenant, sont la représentation de ces trous noirs qui nous font si peur.

CHAPITRE 4

Le vide intérieur

Au cours de notre vie, même les plus équilibrés d'entre nous auront à faire face à cette sensation de vide intérieur. Cette impression peut être engendrée par un événement imprévu qui provoque en nous un choc et qui nous fait nous demander si nous aurons les forces nécessaires pour affronter la situation. C'est le cas, par exemple, lorsque survient le décès soudain d'un proche, une perte d'emploi inattendue, l'annonce d'une séparation imminente ou une catastrophe naturelle. Dans de telles situations, le sentiment de vacuité se résorbe parfois de lui-même, à mesure que nous retrouvons nos moyens habituels de fonctionnement, mais il peut aussi s'installer de façon permanente et nous paralyser partiellement ou complètement. Dans ce dernier cas, nous aurons possiblement besoin d'aide pour reprendre conscience de nos capacités et ressentir de l'estime pour nous-mêmes.

Cette sensation de vide intérieur peut également s'installer de manière beaucoup plus lente et sournoise, sans que nous puissions mettre le doigt sur une situation ou un événement particulier. Ce type de trou noir se constitue lentement par un travail de sape souterrain qui mine notre confiance en nous et qui nous amène à croire que nous n'avons pas les ressources suffisantes pour prendre soin de nous ni pour affronter la souffrance. Dans une telle situation, nous développons la croyance que nous avons un besoin essentiel des autres pour survivre, d'où l'importance du regard qu'ils nous accordent et notre crainte de possibles rejets.

Le vide intérieur et l'estime de soi

Lorsque nous sommes conscients de notre propre valeur, de nos forces et de nos capacités, nous savons que nous possédons les atouts nécessaires pour affronter la souffrance physique, morale ou psychologique. Une certitude nous habite et comble l'espace psychologique intérieur. Bien que désagréable, la souffrance ne nous apparaît pas dramatique et nous avons peu tendance à l'anticiper, à la craindre. Nous pouvons vivre le moment présent sans toujours craindre d'éventuels tourments futurs.

Si, par contre, notre mésestime de nous-mêmes nous incite à croire que nous sommes démunis face à la souffrance, que nous n'avons pas les forces nécessaires pour passer au travers, «que ce serait trop difficile s'il fallait que...», nous nous méfions de tout ce qui pourrait éventuellement provoquer cette souffrance. Il nous est alors très difficile de vivre dans l'«ici et maintenant» et d'habiter réellement notre corps.

Le vide intérieur et le mot «trop»

Les pensées dramatiques alimentent notre peur de la souffrance. Il existe d'ailleurs un mot, dans notre vocabulaire, qui nourrit grassement ces pensées: TROP. Voyons comment ce mot peut contribuer à la création d'un sentiment de panique face à une souffrance potentielle en comparant les deux phrases suivantes:

«Si mon conjoint me quitte, ce sera très difficile.»
«Si mon conjoint me quitte, ce sera trop difficile.»

Le «très difficile» est réaliste et laisse de la place à l'avenir. Si cette situation devait survenir, il s'ensuivrait une période pénible à traverser, mais la vie continuerait quand même car nous avons en nous les forces qui nous permettraient d'affronter les difficultés.

Le «trop difficile» est irréaliste et nous coupe de la possibilité de vie future, comme si nous ne pouvions survivre à un échec, comme si nous étions trop démunis pour traverser une période difficile et que nous trouvions ainsi devant la mort, le trou noir.

Remplacer le mot TROP par le mot TRÈS nous aide à reprendre du pouvoir sur notre vie, et diminue notre peur de n'être pas suffisamment forts pour survivre physiquement, affectivement et spirituellement.

Le vide intérieur ou le vide réel

Il arrive parfois que cette incapacité à nous assumer, ce sentiment de vide intérieur, nous submerge complètement. Nous avons alors l'impression d'être réellement face à un grand trou noir. À cet instant, nous perdons momentanément le contact avec le monde environnant, un peu comme si nous nous apprêtions à perdre conscience, à basculer dans le vide. Cette sensation involontaire de déconnection ne dure habituellement qu'une fraction de seconde, mais elle est suffisamment longue pour déclencher un vertige qui, lui, peut provoquer en nous un sentiment de panique qui dure.

L'exemple suivant illustre comment se traduit cette sensation de vide en nous et le danger qu'elle fait miroiter. Imaginons que nous roulons en voiture et que nous nous apercevons soudain que la route est coupée par un précipice à quelques mètres devant. Nous appliquons immédiatement les freins et les roues avant de la voiture s'immobilisent à 50 cm du ravin. Quelle peur! Notre corps en manifeste les signes: palpitations cardiaques, respiration accélérée, sueurs, sensation de vertige, en fait, tous les symptômes de la panique.

Comme nous le verrons dans le prochain chapitre, notre cerveau a parfois de la difficulté à distinguer le réel de l'irréel, le concret de l'abstrait. Pour lui, le vide intérieur qui nous submerge et nous fait voir le trou noir est exactement semblable à ce vide que l'on vient d'imaginer sur une route. Les deux lui apparaissent comme extrêmement dangereux pour notre survie et il réagit de la même manière dans les deux cas en nous poussant à freiner et à nous arrêter. Dans la vie réelle, un simple coup de frein pourrait nous sauver la vie. Dans notre vie émotive et psychologique, le système de freinage pourra ressembler à du trouble panique, à de l'agoraphobie, à de la phobie sociale, à des comportements compulsifs, à de la dépression, au *burnout*, au syndrome de fatigue chronique ou au stress post-traumatique qui, tous, à leur manière, servent à nous immobiliser, à nous empêcher d'avancer.

Nous trouverions normal de nous arrêter devant un tronçon de route effondré car nous pourrions voir le vide qui nous fait face. Lorsque le sentiment de vide intérieur nous submerge, nous ne sommes pas conscients de ce qui nous arrive et du trou noir devant lequel nous nous trouvons alors. Notre cerveau réagit normalement pour nous protéger, mais comme nous ne pouvons comprendre les signaux d'alarme qu'il nous envoie alors et les réactions qu'il nous pousse à adopter, nous les trouvons anormaux.

Pour bien comprendre ce que sont le trouble panique, la phobie sociale, les troubles dépressifs et le stress post-traumatique, il nous faut obligatoirement prendre conscience de la présence du vide intérieur et de toute la place qu'il occupe, car il est à la base de chacun des troubles anxieux. Le simple fait de reconnaître la présence de ce vide intérieur ne suffit cependant pas à le faire disparaître. Nous travaillerons à le combler dans la partie pratique de ce livre, mais nous avons encore quelques étapes à traverser avant d'en arriver à ce stade.

Avant toute chose, il nous faut voir le rôle que joue notre cerveau lorsqu'il est devant ce sentiment de vide, ce trou noir, car c'est lui qui développe les croyances, fausses ou réelles, et qui induit toutes les réactions anxieuses que nous pouvons avoir face à ces croyances. Notre cerveau est un outil génial même s'il lui arrive parfois de se dérégler quelque peu ou de mal interpréter certaines des informations qu'il reçoit. Pour mieux le comprendre, nous établirons dans les pages qui suivent un bref portrait de sa constitution, de son rôle et des capacités dont il fait preuve dans le domaine émotif.

CHAPITRE 5

Notre cerveau

Sa constitution

Notre cerveau est composé de milliards de neurones, qui sont de petites cellules nerveuses. Celles-ci sont reliées entre elles par des synapses, ces petits relais «électriques» qui permettent de faire passer le courant entre les neurones. Chacune des activités de notre cerveau est régie par la réunion de centaines voire de milliers de neurones qui s'amalgament de telle ou telle manière pour pouvoir effectuer une tâche, imprimer un souvenir, intégrer un apprentissage ou toute autre activité. Bien sûr, il nous est impossible de savoir le nombre de neurones utilisés chaque fois ou à quel endroit notre cerveau emmagasine chacune des informations mais notre cerveau, lui, le sait. À moins qu'un accident ne vienne détruire certaines de ses fonctions, il se souvient toujours de l'endroit où il peut retrouver ces informations, même des années plus tard. C'est une machine absolument géniale.

Son rôle

Le rôle premier de notre cerveau est de nous maintenir en vie, donc, d'assurer notre survie. C'est lui qui nous permet de respirer, de bouger, de réfléchir et d'utiliser nos sens, nos membres et nos capacités intellectuelles. Au cours des années, il s'est ajusté à notre environnement et il a emmagasiné des millions d'informations qui nous permettent de vivre et de survivre. Il connaît les gestes à faire et ceux qu'il vaut mieux éviter. Il nous a ainsi amenés à développer des milliers d'actions et de réactions automatiques que nous reproduisons quotidiennement. Nous savons d'instinct qu'il nous faut manger pour vivre et nous le faisons. Nous savons que nous devons éviter de poser les mains sur une forte source de chaleur et nous ne les y posons pas. Nous sommes conscients que nous devons regarder de chaque côté de la rue avant de traverser et, automatiquement, nous regardons. Nous n'avons pas à réfléchir à tous ces gestes parce que notre cerveau sait ce que nous devons ou ne devons pas faire pour survivre dans ce monde, et il nous guide instinctivement dans cette voie.

Son attitude face à un danger imminent

Tous les dangers ne sont pas prévisibles cependant. Prenons l'exemple hypothétique d'un accident routier dans lequel la voiture prend feu. Le feu équivaut à un danger de mort. Dans un tel cas, pour nous permettre de demeurer en vie, notre cerveau nous permet de réagir très rapidement et avec acuité. Dès qu'il perçoit le danger, il envoie instantanément un ordre à nos glandes surrénales afin qu'elles génèrent un fort surplus d'adrénaline, ce qu'elles font tout aussi promptement. Sitôt que l'adrénaline se répand dans l'organisme, notre pulsation cardiaque augmente fortement, notre respiration s'accélère et notre esprit fonctionne à toute vitesse. En quelques secondes, nous sommes prêts à réagir. Nous pouvons sortir de la voiture même si la portière est coincée car l'adrénaline décuple alors nos forces. Nous utilisons ainsi toutes les ressources que notre cerveau a mises à notre disposition pour nous donner la chance de demeurer en vie. Lorsque notre cerveau pressent un danger, il est extrêmement rapide et efficace.

Sa polyvalence

Notre cher cerveau possède des milliers de capacités. Une de ses caractéristiques, qu'il nous sera d'ailleurs très utile de connaître pour la compréhension du trouble panique, c'est la grande polyvalence qu'il manifeste en nous permettant d'effectuer plusieurs activités à la fois. Par exemple, nous pouvons laver la vaisselle tout en fredonnant une chanson, en pensant au menu du prochain repas et, pourquoi pas, en effectuant quelques pas de danse. Dans cet exemple, la seule des quatre activités à laquelle nous devons vraiment réfléchir est la préparation du prochain repas. Les trois autres s'effectuent de manière plus automatique, inconsciente. Notre cerveau s'en occupe.

Il fait preuve de cette même polyvalence dans le secteur psychologique. Alors que notre esprit est occupé à une activité consciente (magasiner, travailler, regarder les gens ou l'environnement, etc.), notre cerveau travaille également à d'autres niveaux. Il se peut qu'en même temps que nous effectuons l'activité, notre esprit soit traversé, pendant une seconde, par la pensée que nous sommes bien seuls et démunis face à certaines difficultés.

Sans même en être conscients, nous pouvons, à cet instant, être submergés par un grand sentiment de vide. Un tel scénario se déroule extrêmement rapidement et sans que nous le ressentions, car notre esprit conscient est alors occupé à autre chose. Cependant, si notre cerveau ressent un vertige face au vide qu'il a perçu et qu'il croit qu'il y a danger pour notre survie, il peut se placer en situation d'urgence en libérant un surplus d'adrénaline afin que nous soyons prêts à réagir. Notre cœur se met alors à battre la chamade et notre respiration s'accélère, d'où un fort surplus d'air dans notre cerveau, surplus qui risque de produire des étourdissements. Alors qu'il n'y avait aucun danger conscient quelques secondes auparavant, voilà que nous nous croyons soudainement menacés de faire une crise cardiaque, de nous évanouir ou de mourir. Il y a vraiment de quoi paniquer.

Toute personne qui souffre de panique et de phobies diverses s'est dit un jour: «Je sais, avec ma tête, qu'il n'y avait pourtant aucune raison de paniquer mais c'était plus fort que moi.» Elle a en partie raison. Il n'y avait aucun motif dont elle puisse être consciente à ce moment-là, mais comme nous venons de le voir, ce n'est pas sans raison qu'elle a paniqué. Son cerveau effectuait plusieurs activités simultanées.

Sa logique

Notre cerveau possède la capacité consciente de raisonner, d'effectuer des liens entre diverses informations et de distinguer le vrai du faux, le réel de l'irréel. Ainsi, en tant qu'adultes logiques, nous savons que si un proche est décédé et qu'il a été incinéré, nous ne pourrons plus voir son corps. Nous le savons car notre raison nous le dit. Et pourtant, il peut nous arriver de rêver à cette personne et de penser au réveil: «Elle était là, elle était si réelle que j'aurais pu la toucher.» Notre capacité de rêver relève directement de notre inconscient. Ce dernier ne fait pas la différence entre le réel et l'irréel, et la logique n'a aucune prise sur lui. Il est très important de nous souvenir de ce fait car, comme nous le verrons bientôt, dans le cas de l'anxiété, notre cerveau inconscient appréhende un danger de chute qui n'a rien de réel et, pourtant, il y croit.

Ses dérèglements

Nous faisons confiance à notre cerveau et cette confiance est primordiale car c'est lui qui nous permet de vivre. Il est brillant, fort, capable, instinctif, utile, protecteur, bref, il est essentiel, mais il n'est malheureusement pas parfait. Il lui arrive de se dérégler et de ne plus fonctionner comme on souhaiterait qu'il le fasse. C'est ce qui se produit, par exemple, lorsque nous avons des trous de mémoire, alors qu'il possède l'information dont nous avons besoin et qu'il refuse de nous la donner. Il nous joue aussi un mauvais tour à sa façon lorsque nous sommes très fatigués et qu'il refuse de nous laisser dormir en nous expédiant des centaines d'images et de pensées qui nous empêchent de glisser dans le sommeil. Évidemment, il nous est difficile de contrôler toutes les aires de notre cerveau puisque la plupart des fonctions qu'il remplit sont effectuées de manière automatique, c'est-à-dire sans que nous en ayons conscience. Nous pouvons lui dire «j'exige que tu me donnes l'information dont j'ai besoin» ou encore «j'exige que tu me laisses dormir», il y a de fortes chances qu'il n'accède pas à nos demandes car il a des motivations inconscientes qui l'empêchent de répondre favorablement à notre désir.

Les peurs qui enrayent le bon fonctionnement

Ces motivations qui sont plus fortes que notre volonté consciente prennent la forme de peurs diverses. Dans l'exemple du sommeil, si, très profondément, se cache en nous une peur de mourir pendant la nuit, notre cerveau considérera (à tort, bien sûr, dans le présent cas) que le manque de sommeil est moins dangereux que la mort et il nous tiendra éveillé. Il tentera ainsi, bien consciencieusement, de remplir son but ultime: nous garder en vie. Ces peurs sont, pour la plupart, inconscientes, c'est-à-dire que nous ne réalisons pas qu'elles existent parce que notre cerveau les a enregistrées automatiquement; c'est la raison pour laquelle il est souvent difficile de les reconnaître et de les affronter. Voilà exactement le phénomène qui sous-tend les trous noirs: une peur non reconnue, plus forte que notre volonté consciente, une peur inconsciente de n'être pas suffisamment bons et compétents pour mériter de vivre, d'être aimés et d'être heureux, et qui relève donc directement d'un manque d'estime de soi. Nous allons traquer cette peur qui enraye le bon fonctionnement de notre cerveau, nous allons la reconnaître et l'amener au niveau de notre conscience afin de pouvoir la déloger et nous en débarrasser.

Les fausses croyances

Notre cerveau crée parfois de fausses croyances, soit parce qu'il a reçu des informations erronées, soit parce qu'il a mal décodé certains messages. Nous avons tous, au moins une fois dans notre vie, fonctionné selon une croyance qui s'est ultérieurement révélée fausse et nous avons réagi ainsi parce que notre cerveau ne possède pas la vérité pure. D'ailleurs, personne n'a un cerveau parfait.

Prenons un exemple concret pour illustrer comme il est facile de créer ces croyances erronées. Lorsque les méfaits du cholestérol ont été fortement publicisés, on nous a bombardés avec l'information que les huiles et les gras étaient dangereux pour nos artères. Comme bien d'autres personnes, nous avons cru que l'huile d'olive faisait partie des produits nocifs et nous l'avons considérée comme ennemie potentielle de nos artères, donc à éviter le plus possible. C'était logique. À partir du moment où l'on nous a annoncé que l'huile d'olive contribuait à produire du bon cholestérol, nous avons effacé le mot danger qui y était accolé. Le danger représenté par l'huile d'olive était donc une fausse croyance et nous l'avons simplement changée. Il en va de même pour toutes les croyances erronées que notre cerveau a enregistrées. Cependant, comme nous venons de le voir, lorsque nous avons conscience de la croyance et que nous acquérons l'information contraire aux données initiales, notre cerveau se reprogramme selon les nouveaux renseignements. C'est exactement ce que nous ferons avec la fausse croyance sur le vide qui engendre les troubles anxieux. Dans la partie pratique, nous donnerons à notre cerveau de nouvelles informations sur la présence de ce vide afin qu'il cesse de le craindre. Mais d'abord, pour que notre esprit conscient connaisse mieux les nouvelles données que nous devrons lui transmettre, voyons comment et pourquoi cette sensation de trou noir se forme et nous habite, et quelle en est sa provenance.

CHAPITRE 6

La provenance
du vide intérieur

Les trous noirs qui coupent notre route de vie nous donnent l'impression de faire face à un grand vide, à un précipice, à un néant, en fait à la mort, comme si ce vide allait nous désintégrer, nous noyer, nous faire disparaître. Nous avons alors l'impression que si nous devions tomber dans l'un de ces précipices, dans ce néant, nous ne serions plus rien, nous cesserions de vivre, d'être importants, nous serions submergés par la tristesse et la douleur.

Cette sensation de vide crée l'anxiété car elle entraîne la perte de nos balises habituelles d'espace et de temps. Cette situation peut se comparer à celle, plus concrète, d'un vertige qui survient lorsque nous nous trouvons sur une corniche, un toit ou ailleurs dans les hauteurs. Il traduit une sensation de manque d'équilibre dans l'espace, comme si le vide pouvait nous attirer et nous faire basculer. Le vertige provient de notre impression de n'avoir rien de solide à quoi nous raccrocher. Le vide intérieur crée en nous un vertige identique à celui ressenti aux abords d'un précipice, sauf qu'il relève de l'abstrait. Il provoque la même anxiété en nous, mais nous ne pouvons habituellement reconnaître consciemment la cause de cette dernière.

Ce vide intérieur correspond à une sensation de non-être, de néant, et nous avons peur d'y basculer parce que nous ne savons pas si nous sommes suffisamment importants et compétents pour mériter de vivre, d'être heureux et d'être aimés. Il est directement relié à notre estime de soi. Pour mieux déloger cette question irrationnelle, nous allons maintenant tenter de déterminer quelle peut être la provenance de cette incertitude quant à notre valeur profonde, une incertitude que nous vivons tous, un jour ou l'autre.

Les vraies réponses

Lorsque nous nous demandons pourquoi nous avons si peu développé la confiance en nous, les réponses qui nous viennent le plus facilement ressemblent à ceci:

> «C'est à cause de tel événement qui m'a traumatisé...»;
> «Mes parents ne me faisaient pas confiance...»;
> «Je me sentais rejeté par les enfants de mon âge...»;
> «Les plus grands me faisaient taire constamment...»;
> «J'ai été battue et violentée sexuellement...».

Ces réponses recèlent toutes une parcelle de vérité, mais elles sont nettement incomplètes.

Nous ne pouvons pas changer le passé. Mais si les situations ou les événements avaient vraiment le pouvoir de détruire l'estime que nous avons pour nous-mêmes, nous serions marqués de manière indélébile et il nous serait impossible de reconstruire notre confiance en nous. Cependant, comme nous l'avons vu dans le chapitre sur les émotions, aucun événement n'a en lui-même le pouvoir de nous détruire. Tout ce qu'il peut faire, c'est de créer en nous des peurs qui continuent de nous habiter dans le présent et qui interfèrent directement avec notre estime de soi actuelle.

Si nous prenons le temps de poursuivre les réponses que nous avons données précédemment, nous nous rapprocherons beaucoup de la réalité :

«C'est à cause de tel événement qui m'a traumatisé *car j'en ai gardé une peur de mourir, de me retrouver seul et sans défense ou d'être abandonné.*»

«Mes parents ne me faisaient pas confiance *et j'ai développé la peur de n'être pas suffisamment bon, grand, fort ou compétent pour mériter la confiance des gens.*»

«Je me sentais rejeté par les enfants de mon âge *et j'ai cru que c'était parce que je n'étais pas suffisamment gentil et aimable. Depuis, j'ai essayé de l'être le plus possible avec tout le monde car j'ai toujours eu peur d'être mis de côté, oublié, rejeté.*»

«Les plus grands me faisaient taire constamment *et j'ai cru que je n'avais rien à dire d'intelligent et qu'il valait mieux que je me taise si je voulais être accepté par eux. J'ai toujours eu peur de trop parler ou de dire des bêtises et de me retrouver seul.*

«J'ai été battue et violentée sexuellement *et j'en ai gardé la peur de mourir et celle que je ne méritais pas d'être aimée et respectée.*»

Ce type de réponses nous donne la base réelle du manque d'estime de soi. Qui plus est, elles nous apportent une solution applicable à notre santé émotive actuelle, car même si ces peurs se sont développées durant notre enfance, elles sont encore bien présentes et nous pouvons les déloger aujourd'hui, avec notre esprit d'adulte.

Ces craintes que nous avons élaborées durant nos premières années de vie subsistent parce que cet enfant que nous avons été a continué et continue de vivre en nous, peu importe l'âge que nous avons aujourd'hui. On dit de lui qu'il est notre enfant intérieur. Il est constitué de toute notre entité émotive et pulsionnelle et il lui faut composer avec notre partie adulte logique qui, elle, peut nous être d'une grande utilité lorsque vient le temps de rassurer cette partie enfant en nous. Voyons maintenant comment ces deux entités, l'une émotive et l'autre rationnelle, se développent et cohabitent plus ou moins harmonieusement en nous.

L'enfant intérieur vs l'adulte intérieur

L'enfant en nous est donc la représentation de notre côté émotif et sensitif global. Notre partie adulte, elle, comprend l'ensemble de notre activité logique, donc raisonnable.

L'enfant en nous représente notre pureté ainsi que notre capacité de nous émerveiller, d'espérer et de rêver; c'est notre confiance dans les autres et dans la vie et c'est notre aptitude à vivre le moment présent avec ses grandes joies, ses grandes peurs et ses grandes peines. Cet enfant en nous constitue une grande force qui nous habite car il maîtrise l'art du merveilleux et de la confiance absolue en la vie et, pour cela même, il possède le goût d'avancer et de découvrir tout ce que le monde a à offrir. Il croit à la bonté des autres, considère que tout est possible et que l'amour est une chose extraordinaire. Il possède une grande pureté et une belle naïveté qui, d'un autre côté, le rendent très vulnérable à la violence, à la méchanceté et aux mensonges auxquels il doit faire face dans le monde extérieur.

L'enfant en nous se développe de la naissance jusqu'à plus ou moins six ans. L'adulte rationnel commence à prendre forme vers l'âge de six ou sept ans, au moment où le cerveau logique entame son développement. Lentement, le rationnel commence à encadrer les émotions sans que des adultes aient à toujours intervenir. C'est ce que Sigmund Freud appelle le surmoi, la police intérieure, celle qui dicte les règles (voir le tableau ci-dessous).

L'enfant et l'adulte intérieurs : désirs et règles	
L'enfant intérieur *Désirs*	**L'adulte intérieur** *Règles*
Je veux – Je ne veux pas Je désire – Je ne désire pas Je prends – Je ne prends pas	Je peux – Je ne peux pas Je dois – Je ne dois pas Il faut – Il ne faut pas

Est-ce que cet enfant intérieur disparaît lorsque l'adulte commence à prendre place en nous? Bien sûr que non. Il continue à vivre pleinement puisque nos pulsions et nos émotions font partie intégrante de nous et le demeureront toute notre vie.

L'évitement du déplaisir

L'enfant intérieur ne perçoit pas le monde avec sa tête, il n'analyse pas et il ne comprend pas. Il est d'abord ins-tinctif et intuitif. Il est petit et mignon, comme tous les enfants de la terre, mais comme eux aussi, il peut être exi-geant et même tyrannique. Pourquoi lui arrive-t-il de l'être? Est-ce parce qu'il est gâté ou méchant? Non, il se fait entendre ainsi simplement parce qu'il ressent du dé-plaisir et qu'il veut nous le faire savoir. Si nous ne savons pas l'écouter, il peut crier de plus en plus fort pour attirer notre attention parce que l'instinct le pousse dans ce sens. La seule personne qui puisse vraiment l'entendre est notre adulte intérieur, et c'est lui qui doit trouver les moyens de diminuer le déplaisir ressenti.

Ce refus du déplaisir qui caractérise notre enfant in-térieur porte le nom de PRINCIPE DE PLAISIR. C'est un besoin instinctif avec lequel nous venons au monde. Ce principe de plaisir sera très rapidement contrarié par un autre fondement tout aussi fort et qui porte le nom de PRINCIPE DE RÉALITÉ. Ces deux principes vont se heurter régulièrement tout au cours de notre vie car il existe certaines réalités qui comportent des déplaisirs inévitables avec lesquels il nous faut composer.

Le principe de plaisir

Le principe de plaisir ne correspond pas d'abord à une re-cherche de plaisir, mais plutôt à un besoin d'éviter ou de diminuer le déplaisir lorsqu'il se présente. En effet, dès sa naissance, le nouveau-né recherche la satisfaction de ses désirs, et ce, non pas pour obtenir le plaisir qu'il ne connaît pas encore, mais plutôt pour éviter le déplaisir lorsqu'il le ressent. Quand un bébé pleure parce qu'il a faim, le but de ses pleurs n'est pas d'avoir le plaisir de téter et de sentir le lait chaud dans la bouche, mais plutôt de soulager la sensation déplaisante d'un estomac affamé. S'il pleure parce que sa couche est souillée, il ne demande pas de connaître le plaisir d'une belle couche propre, mais il fait savoir le déplaisir causé par le fait d'avoir les fesses détrempées.

Au début, le bébé ne recherche pas le plaisir puisqu'il ne le connaît pas. Cependant, il le découvre rapidement car il sent que, lorsque le malaise disparaît, le bien-être apparaît. Quand le déplaisir disparaît grâce à un biberon ou à une couche propre, le plaisir apparaît. L'absence de déplaisir égale plaisir. Bien sûr, le bébé l'appréhende d'abord avec ses sens mais il va rapidement le comprendre avec sa tête et, comme le plaisir apporte la satisfaction, c'est dans cette direction que vont s'orienter les pensées et les actions du jeune enfant. Cette volonté d'éviter le déplaisir demeurera présente tout au long de notre vie. Bien sûr, l'idéal serait que le bébé, puis l'adulte qu'il devient, puisse continuer toujours à voir ses besoins et ses désirs satisfaits, à être heureux et à ne ressentir que du plaisir. Mais bébé n'est pas seul. Il doit vivre avec d'autres personnes et dans un environnement qui présente des dangers. Même avec la meilleure volonté du monde, ses parents ne peuvent satisfaire tous ses désirs. Il serait bien sûr irresponsable de laisser un bébé de six mois jouer seul dans un escalier ou un jeune enfant de deux ans s'amuser avec une perceuse électrique branchée. De même, il serait malsain de tout donner au bébé sous prétexte qu'en cas de refus, il hurlera et se frappera la tête contre les murs ou le plancher. C'est ainsi que, déjà tout petit, l'enfant fait connaissance avec la frustration. C'est le début d'un long apprentissage. Comme il ne peut pas toujours connaître le plaisir, il essaiera de connaître le moins de déplaisir possible.

Le principe de réalité

La réalité est incontournable. On peut ne pas la regarder, ne pas l'affronter, la refuser, la nier ou tenter de la fuir mais... elle est toujours là, elle ne disparaît pas. La réalité se place très régulièrement en opposition au principe de plaisir parce que, par exemple:

- il arrive que deux plaisirs soient incompatibles...

- la vie nous apporte parfois des épreuves et des embûches...

- il se produit des événements incontournables...

- on ne peut changer les autres...

- le monde ne répond pas toujours à nos attentes...

- nos parents ne peuvent s'occuper de nous, nous rassurer, nous consoler, nous encourager, nous donner des poussées dans le dos toute notre vie...

- les gens ne peuvent pas toujours répondre favorablement à nos demandes...

- tout le monde ne peut pas nous aimer...

- nous ne pouvons pas tout prévoir...

- nous ne pouvons pas tout contrôler...

- la vie nous procure du déplaisir...

Tout ça, c'est la réalité!

Notre côté adulte, logique et rationnel, comprend que la réalité existe et que l'on ne peut éviter tous les déplaisirs. Il lui faut le faire accepter à notre côté enfant, ce qui entraîne souvent de graves conflits intérieurs (voir le tableau ci-dessous).

Plaisir et réalité	
L'enfant intérieur	**L'adulte intérieur**
Principe de plaisir Cherche à faire disparaître tout déplaisir dès qu'il le ressent.	*Principe de réalité* Tient compte de l'environnement, des normes, de la réalité extérieure.

Lien émotif-rationnel

Si le lien émotif et rationnel est équilibré, c'est-à-dire si les émotions sont bien encadrées par la logique et qu'elles ont ainsi la possibilité de s'exprimer sainement, cet enfant intérieur sera une partie harmonieuse de nous-mêmes. Si, au contraire, la logique prend toute la place et que les émotions ne peuvent plus s'exprimer sainement, l'enfant intérieur se referme sur lui-même, nous privant de l'accès à tous ses trésors que sont, entre autres, la capacité d'émerveillement, la confiance et la joie de vivre. Notre système émotif est alors en veilleuse mais il n'a pas disparu pour autant, et comme les besoins affectifs de notre enfant intérieur ne sont pas comblés, il pourra parfois avoir tendance à crier très fort dans l'espoir qu'on l'entende. Ces appels de notre enfant intérieur peuvent se traduire par des serrements au niveau de la poitrine et du plexus solaire, par des nausées, des maux de ventre, des migraines, par des désirs de fuite ou d'évitement, en fait, par des troubles anxieux qui peuvent s'avérer dérangeants et même décourageants. On peut alors chercher à le faire taire de différentes manières dont les deux plus destructrices sont les comportements compulsifs servant à engourdir notre côté émotif et les actions autodestructrices visant à le faire disparaître.

Il peut aussi arriver que l'enfant intérieur prenne toute la place, que les pulsions et les émotions s'expriment sans retenue, sans être encadrées par notre police intérieure. On assiste alors à des comportements impulsifs et sans retenue. L'enfant intérieur devient alors très exigeant, sinon arrogant. Tout refus à ses demandes ou même toute prévision de rejet entraîne un plongeon dans un trou noir, dans une sensation de vide, et peut se traduire par des troubles de la personnalité, des rages inappropriées, du ressentiment, de l'apitoiement sur soi et des dépendances de compulsion (voir le tableau ci-dessous).

Déséquilibre enfant-adulte intérieurs	
Lorsque l'enfant intérieur a toute la place	**Lorsque l'adulte intérieur a toute la place**
Personnalité très émotive aux comportements impulsifs : – colère, agressivité, frustration – trépignements, ressentiment – compulsions diverses – dépendance affective – apitoiement sur soi – besoin de séduire	Personnalité très rigide aux comportements raisonnés : – efficacité, ordre et méthode – exigences très grandes envers lui-même et les autres – forte tendance au jugement – autoritarisme – trop de sérieux

Entre ces deux attitudes extrêmes, il y a une large zone où le rationnel et l'émotif peuvent établir une cohabitation harmonieuse, c'est-à-dire où notre partie adulte parvient à apporter une sécurité relative à notre partie enfant en ce qui concerne ses peurs profondes du rejet et de l'abandon et où notre partie enfant accepte de se conformer aux règles de la réalité (voir l'illustration ci-dessous).

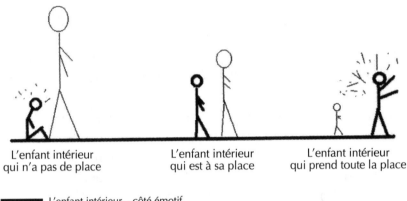

L'enfant intérieur
qui n'a pas de place

L'enfant intérieur
qui est à sa place

L'enfant intérieur
qui prend toute la place

▬▬▬▬ L'enfant intérieur – côté émotif
───── L'adulte intérieur – côté logique

Un enfant de moins de six ans croit qu'il ne pourrait survivre sans la présence des personnes qui sont significatives dans sa vie. Il est persuadé que si papa, maman ou les personnes qui les représentent le rejetaient ou l'abandonnaient, il mourrait, et pour cette raison, il a une peur atroce du rejet et de l'abandon. Nous voyons apparaître ici les premiers signes de trous noirs qui prennent forme et s'installent chez tout enfant: «Je vais mourir si je me retrouve seul, si l'on m'abandonne.» L'enfant qui nous habite a conservé exactement la même croyance et il peut avoir tendance à la faire remonter à la surface à la moindre alerte.

Parce que nous avons tous été des enfants et que nous le serons toujours en partie, tous les êtres humains ressentent la peur d'un invisible trou noir, y compris ceux qui ont eu l'enfance la plus douce, la plus protégée et la plus choyée. Bien sûr, de nombreux enfants vivent malheureusement des expériences très pénibles qui les amènent à voir le trou noir de beaucoup plus près, sinon à y basculer carrément. Je parle, entre autres, de ceux qui subissent le rejet parental ainsi que la violence physique, verbale, psychologique ou sexuelle, des expériences qui s'avèrent très nocives pour l'estime de soi d'un enfant et engendrent en lui l'impression de ne mériter ni de vivre, ni d'être heureux, ni d'être aimé. Les trous noirs auxquels sont confrontés ces enfants s'avèrent habituellement très menaçants pour leur équilibre et les poussent très tôt à adopter divers comportements d'évitement. Les gens qui ont eu une enfance difficile peuvent souvent déterminer facilement la source de leur manque d'estime d'eux-mêmes, alors que l'exercice peut s'avérer plus difficile pour ceux qui ont eu une enfance dite «normale», relativement choyée et protégée. Cependant, peu importe l'enfance que nous avons vécue, la base du vide que nous pouvons ressentir à l'intérieur repose toujours sur un manque d'estime de soi qui peut générer la peur de mourir, comme celles d'être rejetés, d'être abandonnés ou d'être seuls.

Nous pouvons tous réparer les trous noirs auxquels doit faire face notre enfant intérieur, et ce, peu importe l'âge que nous avons aujourd'hui. Nous pouvons prendre conscience des «précipices» qui coupent notre route de vie et, à l'aide d'un simple petit exercice, réparer cette dernière.

Notre enfant intérieur a conservé la confiance en lui, dans les autres et dans la vie, ainsi que la capacité d'aimer de manière inconditionnelle. À cause de la nature égoïste qui habite chaque enfant de moins de six ans, il a cependant beaucoup de difficulté avec les notions de respect, d'humilité, de tolérance et d'altruisme. Lorsque nous faisons disparaître les trous noirs et que nous parvenons ainsi à rétablir un bon équilibre entre notre enfant et notre adulte intérieur, notre côté émotif nous redonne accès à la confiance et à l'amour, alors que notre partie logique peut tempérer l'égoïsme qui pousse au mépris, à l'orgueil et à l'intolérance. Nous renouons ainsi le contact avec nos valeurs profondes et nous pouvons travailler harmonieusement à les développer dans le but d'acquérir enfin cette paix intérieure que nous recherchons tous.

Nous connaissons dorénavant la provenance de cette sensation de vide intérieur, de trou noir et nous savons que nous pouvons tous nous y heurter un jour ou l'autre. Dans le prochain chapitre, nous verrons comment notre cerveau réagit à cette sensation de vide et quels sont les évitements qu'il peut nous pousser à adopter pour éviter d'y basculer.

CHAPITRE 7

Les réactions
face aux trous noirs

Comme nous l'avons vu dans le chapitre qui traite du cerveau, lorsque nous ressentons un vide intérieur qui provoque en nous une impression de vertige, notre instinct de survie nous dicte différentes réactions dans le but de nous éviter de basculer dans ce vide. Ces réactions passent par toute une gamme d'évitements, partant du simple tic nerveux à des comportements beaucoup plus destructeurs tels la panique ou la dépression.

Les mini-évitements

Certaines superstitions nous donnent l'impression de pouvoir contrer nos peurs, par exemple celle de toucher du bois lorsque nous pensons à un possible malheur. La pensée inconsciente qui se profile instantanément est que ce malheur serait *trop* difficile à vivre, d'où une sensation que, s'il fallait que cela se produise, l'on pourrait en mourir, tomber dans le néant. Le bois est solide, concret. Si je touche du bois, c'est qu'il existe quelque chose, qu'il n'y a pas de néant. Voilà qui est rassurant et nettement moins angoissant. Bien sûr, nous ne prenons jamais le temps de réfléchir à tout ce processus qui sous-tend les superstitions, car dès lors que nous les avons utilisées une fois et qu'elles nous ont rassurés, nous les adoptons. Elles deviennent un réflexe.

Il en va de même pour les tics nerveux, ces petits gestes répétitifs que l'on reproduit et qui ont comme but de nous sécuriser. Lorsque nous sommes nerveux, nous avons parfois tendance, par exemple, à frotter le lobe de notre oreille, à entortiller une mèche de cheveux ou à faire tourner une bague autour de notre doigt. Ces petits gestes visent à nous maintenir en contact avec notre corps face à des peurs, par exemple la peur du jugement de certaines personnes ou celles de l'erreur et de l'échec quand nous avons une décision à prendre ou un résultat à produire. « S'il fallait que l'autre ne m'aime pas... ou que je me trompe, ce serait *trop* affreux... », voilà une pensée capable de provoquer la sensation de trou noir, de vide, de néant. Lorsque nous touchons notre oreille, nos cheveux ou nos doigts, nous avons quelque chose de réel, de solide à quoi nous rattacher. Nous sommes bien vivants. Il n'y a pas de néant. C'est rassurant.

Il y a une masse de ces mini-évitements que nous reproduisons régulièrement et qui constituent des gestes normaux et sains visant à nous rassurer face à cette sensation inconsciente de vide et aux peurs que celle-ci entraîne.

Les problèmes majeurs

Il existe cependant diverses réactions beaucoup plus fortes qui n'ont rien de sain et qui peuvent présenter un caractère nettement pathologique. Nous pouvons les diviser en deux groupes distincts.

La première catégorie implique une réaction de panique accompagnée d'un vertige et d'un recul lorsque nous ressentons une très forte sensation de vide intérieur. Ce réflexe de repli entraîne des problèmes comme le trouble panique, la phobie sociale et les phobies diverses; tous provoquent des retraits sociaux et justifient un ralentissement sinon un arrêt total du fonctionnement. La deuxième catégorie de réactions pathologiques est produite par le découragement qui survient lorsque la sensation de vide intérieur nous submerge complètement, que nous avons basculé dans le trou noir et que nous nous sentons incapables d'en sortir. Les dérèglements prennent alors les noms de dépression, de *burnout*, de fatigue chronique ou de stress post-traumatique.

Telles sont les principales réactions pathologiques qui nous rendent incapables de continuer d'évoluer normalement sur notre route de vie et qui peuvent en venir à paralyser toute action. Voyons maintenant plus particulièrement comment ces diverses réactions peuvent se déployer et se manifester dans notre vie courante.

Le trouble panique

Ce qu'est le trouble panique

Le trouble panique est un dysfonctionnement qui amène à ressentir des états de forte panique intérieure, c'est-à-dire des attaques d'effroi soudain et violent, alors qu'il n'existe, à ce moment, aucun élément extérieur qui puisse logiquement causer cette peur. Les symptômes d'une attaque de panique se traduisent principalement par des palpitations cardiaques ou de la tachycardie, une difficulté à respirer ou une sensation d'étouffement, des douleurs à la poitrine, des étourdissements, des tremblements, des frissons, des nausées, de la transpiration, une sensation d'irréalité ainsi que la peur de perdre le contrôle, de devenir fou ou de mourir. Les crises peuvent être ressenties plus ou moins fortement. Lorsqu'elles présentent un niveau plus aigu, elles deviennent rapidement un handicap car elles entravent presque complètement le fonctionnement de la personne qui en souffre.

Les premières crises de panique se produisent habituellement à l'extérieur du domicile, dans des lieux publics tels les centres commerciaux, les rues, les parcs ou les transports en commun. Comme il ne semble pas y avoir de raisons logiques à ces attaques, on peut en venir à croire que le fait de se retrouver seuls en ces lieux a pu déclencher la crise, d'où un désir d'éviter ces endroits par la suite. C'est une peur qui peut conduire à éviter toute sortie à l'extérieur du domicile et, si une telle excursion s'avère obligatoire, à l'incapacité de le faire sans être accompagné. Cette peur des lieux publics se nomme agoraphobie.

Le trou noir du trouble panique

Le trouble panique est directement relié à la présence d'un trou noir sur notre chemin de vie. On peut habituellement associer la première attaque de panique à une période où l'on a vécu un sentiment d'abandon et de solitude associé à un questionnement inconscient quant à notre capacité de continuer seul. Cette impression de n'avoir rien de solide à quoi nous raccrocher peut souvent se développer à la suite d'un divorce, du décès d'un être cher, de l'éloignement de la cellule familiale, d'un accouchement difficile, d'un accident ou d'une maladie grave.

Le cerveau et la panique

Comme nous l'avons vu dans le chapitre 5, notre cerveau fonctionne de telle manière qu'il réagit instinctivement lorsqu'un danger de mort apparaît. Il fait volte-face et met en branle tout le processus nécessaire pour que nous soyons prêts à contrer celui-ci. Dans le trouble panique, lorsque la sensation de vide apparaît, notre cerveau nous croit devant un danger de mort et fait ce qu'il faut pour assurer notre survie. Il commande un surplus d'adrénaline qui fait augmenter la pulsation cardiaque et accélérer la respiration, deux modifications qui peuvent causer les symptômes physiques de la panique tels les étourdissements, les douleurs à la poitrine et les tremblements, ainsi que des malaises psychologiques comme une sensation d'irréalité et la peur de perdre le contrôle, de devenir fou ou de mourir.

Pour se défaire du trouble panique, il est essentiel de prendre conscience de la sensation de vide intérieur et du vertige que celui-ci provoque afin de pouvoir réparer le «précipice» qui se trouve sur la route de vie.

La phobie sociale

Ce qu'est la phobie sociale

La phobie sociale est une peur incontrôlée qui rend certaines personnes incapables d'établir et de conserver des relations sociales et professionnelles satisfaisantes. Parmi les principaux symptômes qui peuvent être ressentis lorsque cette phobie se manifeste, on trouve une sensation de gêne respiratoire, des palpitations, des tremblements dans la voix, une moiteur dans les mains, une «mollesse» dans les jambes, un resserrement thoracique; la gorge et l'estomac sont noués, la bouche est sèche et des rougeurs apparaissent sur le corps; les idées deviennent confuses et la mémoire a des ratés; et puis, regarder quelqu'un dans les yeux devient difficile. Tous ces symptômes sont provoqués par la peur du jugement et du regard des autres. La phobie sociale se caractérise par un retrait qui vise à éviter, le plus possible, toute situation qui oblige à être en contact avec autrui.

Le phobique social est un perfectionniste qui a des exigences très grandes envers lui-même et qui croit que les autres ont les mêmes envers lui. Il a développé très jeune la fausse croyance qu'il lui faut être parfait pour être aimé et apprécié. Cependant, comme il est conscient qu'il ne possède pas cette perfection, il a très peur que les autres le découvrent aussi. La personne qui souffre de phobie sociale semble ne pas exister par et pour elle-même. Elle est constamment tributaire du regard des autres et toujours en état de vigilance extrême. Elle ne se détend à peu près jamais lorsqu'elle est en contact avec les gens et son niveau d'angoisse peut être tel que, souvent, le simple fait de manger lorsqu'il y a des gens autour provoque en elle des nausées et des vomissements. C'est une situation qui s'avère très vite épuisante, d'où le besoin de s'éloigner de ce «regard», de l'éviter chaque fois que c'est possible.

Le retrait social diminue quelque peu le sentiment de danger engendré par le contact avec autrui mais il a comme effet secondaire de renforcer, chez la personne qui l'utilise, sa croyance qu'elle est incompétente et inapte à vivre normalement.

Le trou noir de la phobie sociale

Le trou noir de la phobie sociale se développe lentement. À mesure que la confiance en soi de l'enfant s'amenuise, le vide s'installe et il se trouve face à un soi-disant danger qui va croissant. Chaque erreur qu'il commet ou chaque échec qu'il vit risque de le faire basculer dans le néant du «je ne suis rien». Chaque regard, rire ou froncement de sourcil de la part d'autrui est interprété immédiatement comme un jugement à décrypter. La personne qui souffre de phobie sociale se sent continuellement en danger d'être jugée et rejetée et, ainsi, de se retrouver seule face à un grand vide affectif, à un trou noir.

Le cerveau et la phobie sociale

Lorsque la sensation de vide intérieur engendrée par la phobie sociale se présente, notre cerveau se place, là encore, en situation d'urgence. Le surplus d'adrénaline peut provoquer différents symptômes: étourdissement, confusion, tremblements, palpitations, faiblesse et moiteur. La réponse involontaire et instantanée de l'organisme à cette panique prend la forme d'une tentative de repli et de fermeture sur soi, d'où la sensation de resserrement au niveau du thorax, de la gorge, de l'estomac, comme si la personne pouvait faire disparaître ce trou noir intérieur en le comprimant.

Dans la phobie sociale, le cerveau logique a très peu de place. Le secteur émotif met de l'avant les peurs de l'échec, de l'erreur, du jugement et du rejet, et ces dernières occupent tout l'espace. Pour se défaire de ce type de phobie, il est essentiel de prendre conscience de la peur du rejet et de l'abandon qui a engendré le trou noir pour que notre esprit logique puisse entrer en fonction. Ce n'est qu'alors que nous pouvons réparer le précipice que le perfectionnisme a créé sur notre route de vie.

La dépression et le *burnout*

Ce qu'est la dépression

La dépression est un dysfonctionnement qui se traduit par une grande tristesse, accompagnée d'un découragement ainsi que d'une fatigue physique, émotive et mentale qui entraîne un arrêt ou un ralentissement du fonctionnement. Les symptômes les plus communs de la dépression sont la tristesse continue, le manque d'énergie, la difficulté à se concentrer, à se souvenir, à prendre des décisions, les sentiments de désespoir, de culpabilité, de mésestime de soi, des changements dans les habitudes de sommeil et alimentaires, la perte d'intérêt dans la vie et les idées suicidaires.

La personne qui souffre de dépression n'a plus de plaisir à vivre car elle ne voit plus de sens à sa vie, qui lui apparaît très lourde à porter. Elle est envahie par le découragement et toujours fatiguée. Elle se sent submergée par la tristesse et sa souffrance morale est très grande car elle est persuadée qu'elle n'est rien, qu'elle n'a plus de valeur et qu'elle ne mérite pas de vivre ni d'être aimée. Elle ne retrouve plus l'accès à ses forces intérieures qui lui permettaient auparavant d'avancer et son estime de soi est à son niveau le plus bas. L'expression qui la décrit le mieux est la suivante: «Fondamentalement, je me sens plus bas que terre.»

Ce qu'est le burnout

Dans le *burnout*, ou épuisement professionnel, les symptômes et les réactions de la personne en souffrance sont les mêmes que ceux de la dépression. La différence réside dans le fait que la cause apparente du *burnout* semble relever d'un surplus de pression émotive occasionné par le travail. Cependant, peu importe d'où il provient, le trou noir auquel se heurtent les personnes souffrant de dépression ou de *burnout* est le même et c'est avec lui qu'il faut travailler. Dans cette partie du chapitre, lorsque nous parlerons de dépression, le terme *burnout* sera implicitement inclus.

Le trou noir de la dépression

Comme pour tous les autres trous noirs, celui de la dépression se rapporte à un grand sentiment de vide intérieur provoqué par une faible estime de soi. Dans le trouble panique et la phobie sociale, les personnes se heurtent à un questionnement sur leur valeur qui les place face à un trou noir. Dans la dépression, la personne est convaincue qu'elle n'a pas de valeur et qu'elle ne mérite ni de vivre ni d'être aimée. Elle est descendue dans le précipice et se retrouve prisonnière du trou noir. Que se passe-t-il alors sur sa route de vie? Comment une personne dépressive peut-elle avancer alors qu'elle se situe plus bas que le niveau de sa route? Elle n'avance pas ou, alors, elle doit se battre continuellement pour tenter d'arracher des morceaux de terre à la base de cette route devant elle, creusant ainsi un tunnel au bout duquel elle ne voit pas de lumière. Le seul moyen de sortir de l'impasse est de remonter au niveau du sol, au niveau de sa route, de voir le trou dans lequel elle s'était enfoncée et de réparer celui-ci afin de le faire disparaître et de pouvoir enfin recommencer à avancer normalement.

Le cerveau et la dépression

Selon les recherches scientifiques effectuées sur la dépression, cette dernière est attribuable à un déséquilibre chimique dans notre cerveau. Les médecins ont fortement tendance à prescrire des antidépresseurs dont le rôle semble être de rééquilibrer les substances qui stabilisent notre humeur. Cependant, de nombreuses personnes traversent la dépression et en sortent sans avoir recours aux médicaments, ce qui prouve que notre cerveau peut se soigner sans intervention chimique extérieure.

Lorsque notre cerveau se déprogramme et développe la fausse croyance que nous n'avons plus les ressources pour continuer à avancer parce que nous nous sentons enfermés dans un tunnel, dans un trou noir, nous devons reconstruire sa programmation initiale en ce qui touche notre valeur et notre droit à la vie, au bonheur et à l'amour. Il nous faut l'aider à faire disparaître le trou noir, ce que nous pouvons très bien réaliser avec les images adéquates. Notre cerveau est tellement génial qu'avec de nouvelles informations, il est capable de se reprogrammer de lui-même, et de s'autoréparer en rééquilibrant les substances chimiques qui jouent sur notre humeur.

Le stress post-traumatique

Ce qu'est le stress post-traumatique

Le stress post-traumatique est une situation de détresse intense qui se traduit par une série de perturbations résultant d'un choc émotif grave. Il peut se manifester après qu'une personne a été témoin ou victime d'un événement bouleversant qui a menacé sa vie et son intégrité physique ou psychologique, ou qui a constitué une menace de mort ou de blessures physiques. Ce type de stress surgit lorsque les personnes ont ressenti un sentiment de peur intense, de l'horreur ou un très fort sentiment d'impuissance face à un événement dramatique. Parmi ce type d'événements, on trouve des actes de violence physique ou d'agressions à caractère sexuel, des vols qualifiés, des tentatives de meurtre, des enlèvements ou des séquestrations, des accidents d'avion ou de la route, des incendies, des catastrophes naturelles ainsi que des actes de guerre ou de terrorisme.

La personne qui souffre de stress post-traumatique revit l'expérience traumatisante à travers des cauchemars et des *flash back*; elle développe parfois une forte agressivité face à l'entourage et perd l'estime qu'elle avait pour elle-même. Elle peut avoir de la difficulté à dormir et éprouver des problèmes avec sa mémoire et ses capacités intellectuelles. Il peut aussi lui arriver de se sentir détachée et étrangère à ce qui se produit dans sa vie, ce qui peut handicaper fortement ses relations familiales et sociales ainsi que ses habiletés au travail. Elle risque alors de se retrouver, entre autres, avec des problèmes conjugaux ou un divorce, des discordes familiales, une perte d'emploi et un affaiblissement de ses capacités parentales.

Le trou noir du stress post-traumatique

Le trou noir du stress post-traumatique peut apparaître immédiatement après l'événement comme il peut se faire attendre quelques semaines voire quelques mois. Il est constitué par un intense sentiment d'insécurité, une sensation de ne plus avoir rien de solide à quoi se raccrocher, de flotter dans un grand vide. La personne qui souffre de ce type de stress a basculé dans le trou noir, elle en est prisonnière et ne sait plus comment en sortir. Elle voudrait demeurer en contact avec son entourage mais elle en est incapable, car elle ne peut sortir du trou noir et les autres ne peuvent venir l'y rejoindre.

Le cerveau et le stress post-traumatique

Dans le stress post-traumatique comme dans la dépression, notre cerveau se déprogramme et crée la fausse croyance que nous n'avons plus les ressources pour continuer à avancer. Il se produit une forme de court-circuit entre nos neurones, une sorte d'électrochoc qui nous fait temporairement perdre le contact avec des milliers d'informations que nous avons acquises au fil des ans et qui constituent des certitudes nous assurant d'avoir les capacités pour fonctionner normalement. Il nous faut alors sortir de ce trou noir dans lequel nous flottons et le faire disparaître. Lorsque notre cerveau réalise qu'il est à nouveau en sécurité, il nous remet en contact avec notre capacité d'assumer notre vie et de prendre soin de nous-mêmes.

Changer la croyance relative au vide

Le trouble panique, la phobie sociale, la dépression et le stress post-traumatique sont donc quatre réactions pathologiques majeures qui sont induites par la présence d'une forte sensation de vide intérieur et, donc, qui découlent de la présence de trous noirs sur notre route de vie.

Dans le trouble panique et la phobie sociale, nous ressentons un vide intérieur et nous cherchons à éviter de tomber dans le trou noir que celui-ci constitue, alors que dans la dépression et le stress post-traumatique, nous sommes prisonniers à l'intérieur de celui-ci. Dans chaque cas, il est essentiel de faire disparaître cette sensation de trou noir pour pouvoir recommencer à avancer normalement.

Comme vous le verrez dans le prochain chapitre, il est possible que vous éprouviez certaines craintes face au fait de sortir enfin de votre mal-être, ce qui pourrait vous inciter à arrêter ici votre lecture. Si vous éprouvez un petit serrement intérieur face à la poursuite de ce travail, il serait intéressant d'avancer encore un peu et de prendre conscience des peurs inconscientes qui habitent toute personne lorsqu'il est question d'un retour à un fonctionnement plus normal.

CHAPITRE 8

Hésiter à réparer
notre route de vie

Nous savons maintenant que les trous noirs existent, qu'ils découlent directement d'une sensation de vide intérieur et que le trouble panique, la phobie sociale, la dépression et le stress post-traumatique sont des réactions à une fausse croyance et à une mauvaise programmation que notre cerveau a développées face à ces trous noirs. Cette connaissance est suffisante pour effectuer le travail de réfection de notre route de vie. Mais... sommes-nous réellement prêts à procéder à l'exercice, à passer de l'autre côté du trou noir pour avancer vers l'avenir qui nous attend?

Vous êtes peut-être décidé à aller de l'avant et à réparer votre route de vie, mais il se peut aussi que vous hésitiez à poursuivre l'exercice; si tel est le cas, sachez que cette réticence est normale. Le trouble panique, la phobie sociale ou la dépression nous empêchent d'avancer et, de ce fait, ils nous assurent une relative sécurité face aux trous noirs. Bien sûr, ils comportent tous des inconvénients majeurs et nous occasionnent de la souffrance, mais nous avons appris à composer avec cette douleur-là, alors que, jusqu'à maintenant, nous n'avons peut-être pas encore osé affronter notre peur du vide intérieur, ce qu'il nous faut faire si nous voulons nous en sortir.

C'est la raison pour laquelle il se peut que vous ayez encore envie d'attendre un peu avant de faire le pas dans le but de réparer votre route de vie. Si vous effectuez la réparation et que vous poursuivez votre chemin, que va-t-il se passer? Qu'est-ce qui vous attend de l'autre côté du précipice? Allez-vous découvrir que vous ne valez rien, que vous ne méritez pas d'être heureux ni d'être aimé? Serez-vous capable de vous occuper de vous-même et de vous assumer en tant que personne entière?

Que se passera-t-il si vous vous débarrassez de cette peur du non-être? Votre vie va-t-elle changer du tout au tout? Demeurerez-vous la même personne ou serez-vous complètement différente? La relation avec vos proches en sera-t-elle altérée?

Que se passerait-il s'il advenait que nous puissions avancer de nouveau?

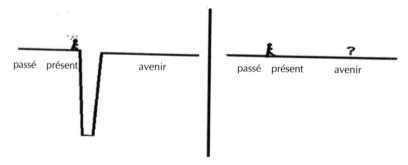

Voilà autant de questions inconscientes qui peuvent vous empêcher de continuer le processus de réparation de votre route de vie et vous faire demeurer devant ou dans votre précipice encore un certain temps même si cela s'avère très pénible.

Pour vous rassurer, je vous suggère quelques réponses à ces questions. Lorsque le travail de réfection sera terminé, vous découvrirez que vous êtes un être humain normal, avec des qualités et des défauts, des forces et des faiblesses et que, au-delà des échecs et des erreurs qui ont jalonné votre route, vous méritez de vivre, d'être aimé et d'être heureux. Vous reprendrez contact avec toutes ces capacités qui vous habitent et vous habilitent à bien prendre soin de vous-même et à vous assumer. Vous serez exactement la même personne qu'avant; la seule différence que vous pourrez ressentir immédiatement sera un sentiment de paix intérieure, de sécurité.

Les résultats ne seront pas perceptibles tout de suite. Tout comme les antibiotiques font disparaître l'infection sans même que nous nous en rendions compte, nos peurs profondes s'estompent sans que nous en ayons conscience. Au fil des années, notre cerveau a mis au point tout un système de fonctionnement pour assurer notre équilibre, en tenant compte de nos peurs et de nos fausses croyances. Lorsqu'il reçoit le message que la route devant nous ne présente plus de danger de vide, il réorganise notre mode de fonctionnement; cela, il le fait tout en douceur et en tenant compte de ce que nous sommes. L'exercice n'altère donc en rien notre personnalité profonde, mais il nous redonne accès à toutes ces forces intérieures qui nous habitent et nous permet de reprendre conscience de notre valeur.

Bref, après cet exercice, vous redeviendrez simplement celui ou celle que vous n'auriez jamais dû cesser d'être, c'est-à-dire un être humain constitué de forces et de faiblesses, de qualités et de défauts, habité par des peurs et des peines, mais capable d'avancer dans la vie sans vous paralyser par les incertitudes relatives à votre valeur profonde en tant que personne. Vous serez le ou la même, mais tellement mieux dans votre peau!

Prendre la décision

Vous avez maintenant un choix à faire. Vous pouvez décider de refermer ce livre et de demeurer dans vos bonnes vieilles et douloureuses habitudes, en essayant de vous convaincre que cet exercice n'est pas pour vous, qu'il ne vous apportera rien de nouveau ou que vous y reviendrez une autre fois, lorsque le temps s'y prêtera mieux. Vous pourrez trouver des dizaines de «bonnes» raisons pour ne pas continuer et c'est bien ainsi, si c'est le choix que vous faites. Peut-être n'êtes-vous pas prêt à vous en sortir. Peut-être n'avez-vous pas encore souffert suffisamment.

Mais vous pouvez aussi, au contraire, choisir de continuer la lecture, de courir le «risque» de vous en sortir, de passer à la partie pratique qui vous permettra de vous débarrasser du trou noir. Vous pouvez décider d'utiliser une petite heure de votre temps pour travailler tout en douceur et enfin voir la lumière au bout du tunnel.

DEUXIÈME PARTIE

RÉPARER SA ROUTE DE VIE

CHAPITRE 9

L'imagerie mentale au service de la guérison

Nous voici arrivés à la partie pratique de ce livre, à l'étape qui permet d'inverser un processus qui nous a apporté beaucoup de souffrance et d'ennuis. Vous allez enfin pouvoir faire disparaître cette sensation de vide intérieur, cet ennemi qui est à la base de toute anxiété.

Nous savons maintenant que l'expression «route de vie» représente le cheminement que nous effectuons pour acquérir la paix intérieure. Nous savons aussi que celle-ci peut être entrecoupée de trous noirs plus ou moins grands, qui sont la représentation du vide intérieur, du néant, du non-être ou de la mort et que cette peur appartient directement à cette partie de nous que l'on nomme l'enfant intérieur. Enfin, nous sommes dorénavant conscients que, lorsque nous sommes devant l'un de ces trous noirs, nous avons tendance soit à cesser d'avancer, soit à essayer de trouver des chemins de traverse qui nous permettent de l'éviter, ou encore de glisser à l'intérieur de celui-ci.

L'imagerie

Pour réparer notre route de vie, nous devons obligatoirement avoir accès à la partie inconsciente de notre cerveau
tout en demeurant constamment en contact direct avec
notre cerveau logique. L'imagerie mentale, aussi appelée
visualisation, nous donne cette occasion. Il s'agit d'un
procédé très simple qui consiste à voir des choses, des
personnes ou des lieux dans notre tête et à utiliser notre
imagination pour créer des scénarios de guérison. Certaines personnes croient qu'elles sont incapables de visualiser. À cette fausse croyance, je réponds ce qui suit:
lorsque quelqu'un est capable de se souvenir d'un endroit qu'il a visité et de le décrire, il «voit» le lieu dans sa
tête et, donc, il le visualise. Nous avons tous ce genre de
souvenirs et, par conséquent, nous sommes tous capables
de visualiser. L'imagerie mentale est la capacité de voir
des images qui n'existent pas concrètement, dans le moment présent. Si nous pensons à nos parents, nous les
voyons dans notre tête et, pourtant, ils ne sont pas devant
nous à cet instant.

L'imagerie possède un très grand pouvoir pour péné-
trer l'inconscient et en modifier certains aspects lorsque
l'on connaît exactement la cible à atteindre. Pour parvenir aux buts poursuivis, il nous faut faire appel à des
images réelles que notre cerveau logique est capable d'accepter et qui correspondent aux images plus abstraites
que notre cerveau inconscient utilise. Lorsque nous
avons trouvé les bonnes images, nous utilisons une mise
en scène qui permet d'atteindre le but que nous nous
sommes fixé. Dans le présent cas, il s'agit de faire comprendre à notre cerveau qu'il n'existe pas de danger sur
notre route de vie, alors que ce dernier croit présentement

qu'il y existe un trou noir. Si vous n'avez jamais vu de vrais trous noirs dans notre vie, votre cerveau logique pourra avoir de la difficulté à y accoler une image. Aussi, pour lui venir en aide nous allons établir la comparaison suivante:

> Un trou noir, un vide sur une route de vie
> ressemble à
> un précipice qui couperait une route réelle.

Cette dernière image est logique et nous pouvons tous nous y référer car nous avons déjà vu, au moins à la télévision, des artères routières coupées par des inondations ou d'autres séismes.

Jouer le jeu

Au cours de cet exercice, nous n'essaierons pas de convaincre notre cerveau qu'il n'y a pas de trou, de vide. Il ne nous croirait pas car il est vraiment persuadé du contraire. Nous allons plutôt entrer dans son jeu en lui laissant croire que nous savons qu'il y a un précipice devant nous, mais que nous pouvons remédier au problème en comblant ce dernier. Ainsi, là où notre cerveau inconscient voit une route de vie et un trou noir (qui sont des images abstraites), notre cerveau logique verra une route réelle et un précipice qui se veulent des représentations concrètes. Avec ces deux séries d'images, le lien entre inconscient et logique est effectué. Il reste à mettre en scène un scénario compréhensible par notre cerveau logique, c'est-à-dire déterminer comment se répare un effondrement sur une chaussée réelle et imaginer ensuite que nous effectuons cette réparation. Durant l'exercice, à mesure que se comblera le fossé qui fragmente la route imaginaire, notre cerveau comprendra le processus de réparation et effectuera un transfert qui comblera le vide que nous ressentons à l'intérieur, faisant ainsi disparaître le trou noir qui habite notre inconscient.

Les obstacles sur une route réelle

Pour mieux visualiser les obstacles sur notre route de vie, prenons l'exemple concret d'une rue de ville ou d'une autoroute comme nous en voyons dans la vie réelle. Lorsque nous y circulons, nous pouvons y apercevoir de petites fissures attribuables à un mauvais ajustement de la surface asphaltée ou à une infiltration liquide. Lorsque ces crevasses sont concentrées sur une distance restreinte, on peut parfois apercevoir sur le bas-côté des panneaux de signalisation indiquant la présence de bosses avec danger de cahots.

On peut aussi se heurter à des failles plus importantes, que l'on nomme «nids-de-poule». Ces derniers sont créés par une faiblesse de la structure ou une importante infiltration d'eau qui entraîne un affaissement d'une partie de la surface de la route. Ces trous sont parfois entourés de barrières protectrices qui avertissent du danger potentiel. Pour notre propre sécurité, il vaut mieux éviter ou contourner ces trous puisqu'il n'est pas de notre ressort de les réparer.

Il peut aussi advenir, après la crue d'un cours d'eau, des pluies diluviennes ou un travail de sape souterrain invisible et imprévisible, qu'un tronçon de route s'effondre complètement, interdisant toute circulation. Lorsqu'un tel incident se produit, des panneaux de signalisation et des barrières indiquant « danger » ou « route barrée » sont installés rapidement pour éviter que des personnes n'y basculent par accident. Lorsque nous voyons de tels signes, nous arrêtons automatiquement notre progression car nous savons reconnaître le danger.

Les obstacles sur la route de vie

Les principes sous-tendant les obstacles qui jalonnent notre route de vie sont exactement les mêmes que ceux d'une route réelle, excepté qu'ils sont abstraits, invisibles à l'œil. Il y existe ces mêmes dangers d'affaissement ou d'effondrement, sauf que ces failles sont imputables à un affaiblissement ou à une disparition de l'estime que nous avons pour nous-mêmes.

Malheureusement, les failles non réparées risquent fortement de se transformer en vide total, en trous noirs. Ces derniers sont impossibles à éviter car ils ont détruit les fondations de notre force intérieure et empêchent l'accès à tout chemin d'évitement que nous pourrions vouloir utiliser. Si nous avançons, nous risquons de basculer dans le précipice, d'être submergés par le vide intérieur et nous essaierons d'éviter de faire ce pas en avant.

Le trou noir sur notre route de vie trouve donc son équivalent dans l'image d'un tronçon de route réelle qui s'est effondré ou qui a disparu. C'est le fondement avec lequel nous allons travailler et notre cerveau comprendra très bien le lien que nous souhaitons lui voir effectuer dans le processus de réparation que nous entreprenons maintenant.

CHAPITRE 10

Le processus de réparation

Nous voici maintenant parvenus au cœur du travail. C'est ici que nous allons enfin «voir» ce fameux vide intérieur que nous avons tant de difficulté à affronter et qui nous pousse à développer ces troubles qui nous empoisonnent la vie. Nous allons enfin faire face à ce trou noir du non-être, le regarder bien comme il faut et en finir avec lui.

L'estime de soi

Comme la peur du vide intérieur repose sur une incertitude quant à notre valeur profonde, nous allons cerner le trou noir en évaluant l'estime que nous avons ou devrions avoir pour nous-mêmes.

Nous ne sommes pas des dieux, nous ne sommes pas parfaits, nous faisons des erreurs, nous affrontons des échecs, nous manifestons parfois des comportements inadéquats et ne pouvons plaire à tout le monde. Voilà la réalité. Nous sommes imparfaits, exactement à l'image de tous les autres êtres humains. Cependant, nous possédons aussi des qualités, nous réussissons certaines choses, nous côtoyons des gens qui nous aiment et nous apprécient. Voilà encore la réalité.

Est-ce que j'ai réellement le droit d'être aimé et d'être heureux? Est-ce que je le mérite? Si la réponse qui nous vient instinctivement est négative, il est important de voir pourquoi nous ne nous octroyons pas ce droit. Qu'avons-nous fait de si terrible qui nous «mérite» une condamnation au malheur à perpétuité? Sommes-nous des personnes entièrement méchantes? Souhaitons-nous du mal à toutes les personnes que nous rencontrons? Avons-nous tué ou torturé quelqu'un de sang-froid en y prenant grand plaisir? Sommes-nous totalement inaptes dans tous les domaines de notre vie? Mériterions-nous d'être pendus haut et court ou d'être exécutés sur une chaise électrique pour les erreurs que nous avons commises ou les échecs que nous avons essuyés?

Croire que nous ne méritons pas d'être heureux et aimés équivaut à répondre oui aux questions qui précèdent. Sommes-nous prêts à répondre affirmativement à celles-ci ou dirions-nous plutôt: «Non, je ne suis quand même pas si terrible que cela.» «Puis-je dire que, fondamentalement, j'ai du bon en moi?» La réponse se doit d'être oui, car chaque être humain possède en lui une bonté innée qui, pour diverses raisons, a peut-être été temporairement mise en veilleuse mais existe réellement.

Nous méritons tous d'être heureux, chacun à sa façon. Nous avons des qualités et des défauts, des forces et des faiblesses mais aucun de nous n'est foncièrement mauvais. Nous nous questionnons quant à notre valeur profonde parce que nous sommes perfectionnistes et nous croyons qu'à moins d'atteindre un niveau de perfection ou de sainteté très élevé, nous ne sommes rien. Il n'y a et n'y aura jamais personne de parfait. Nous sommes tous des êtres humains faillibles et il nous faut nous accepter comme tels.

Maintenant, je vous suggère de répondre aux questions suivantes: «Est-ce que j'ai suffisamment souffert? Est-ce que je suis fatigué d'être mal dans ma peau? Ai-je envie de vivre plus calmement, plus sereinement?» Une réponse négative à ces questions entraîne obligatoirement un arrêt de l'exercice. Si vous avez honnêtement répondu non à l'une d'elles, vous devrez chercher à savoir quel avantage vous retirez de cette souffrance, quels en sont les bénéfices (par exemple, l'attention des autres, une justification de la paresse, la pitié d'autrui, etc.). Si telle est votre réponse, il vous appartient d'évaluer si la souffrance ressentie vaut les avantages que vous en retirez et de décider si celle-ci a suffisamment duré.

Si vous évaluez que vous avez suffisamment souffert et que vous voulez vivre plus sereinement, continuez l'exercice.

Avec ces simples questions, nous affrontons le vide intérieur, le trou noir du non-être, puisqu'il est engendré par le questionnement sur notre droit à la vie et au bonheur et qu'il perdure grâce à la souffrance que l'incertitude à cette question apporte. Ce trou noir inconscient a pu nous effrayer pendant très longtemps, mais dès l'instant où nous acceptons de faire un bilan honnête de notre estime de nous-mêmes, il est prêt à être réparé pour enfin disparaître.

Les trois étapes d'inversion

Nous effectuerons le travail d'inversion en trois étapes faciles.

Nous commencerons d'abord par ressentir consciemment cette impression de vide intérieur qui se trouve à la base de tous nos troubles anxieux. Nous éprouverons simplement, de manière consciente, cette impression qui nous fait si peur lorsqu'elle apparaît sans avertissement.

Dans la deuxième étape, nous effectuerons une première expérience de visualisation en nous permettant de voir une belle route solide qui représentera le chemin de vie sur lequel nous désirons évoluer à l'avenir.

Dans la troisième étape, nous travaillerons directement sur le concept du trou noir qui coupe notre route de vie. C'est dans cette partie du processus que nous utiliserons l'image concrète d'un précipice qui couperait une route réelle pour nous permettre de faire disparaître la sensation de vide intérieur.

Première étape: reconnaître le trou noir

Nous pouvons maintenant nous permettre de respirer profondément. Ici, nous sommes seuls avec nous-mêmes et nous pouvons nous détendre car nous n'avons rien à prouver à personne.

Le procédé

- Commençons par nous installer confortablement dans une atmosphère calme et respirons profondément afin de mieux nous centrer sur nous-mêmes.

- Une fois calmes et détendus, nous fermons les yeux et nous essayons de ressentir cette impression du vide qui se trouve parfois devant nous, comme si, soudain, tout devenait noir autour de nous et en nous. À cet instant précis, si nous avons réussi à percevoir le trou noir, nous avons éprouvé simultanément un sentiment de recul associé à une peur ressentie dans le ventre, le plexus solaire ou la poitrine. C'est normal et c'est exactement ce qui se passe dans la vie courante lorsque cela nous arrive. Nous essayons instinctivement et inconsciemment de reculer, de nous sauver. Voilà l'ENNEMI. Permettons-nous de l'affronter car, comme nous sommes pleinement éveillés et conscients présentement, nous savons logiquement que nous ne pouvons basculer dans ce vide, au contraire de toutes ces autres fois où cette impression nous a pris par surprise. Cette sensation est à la base de toute angoisse et elle est d'une importance capitale. Prenons le temps de bien la percevoir.

- Si, par contre, nous avons été incapables de ressentir l'impression de vide, c'est que la peur a été plus rapide que notre volonté. Il nous faut réessayer une autre fois. Si nous ne parvenons toujours pas à «voir» le trou noir, c'est qu'il nous effraie trop. Si nous avons peur de le «regarder», c'est que nous sommes convaincus qu'il est là, devant nous. C'est suffisant, de toute manière, car le but de l'exercice est que notre cerveau prenne conscience de la présence du trou noir, ce qu'il vient de faire.

Nous venons d'effectuer le premier pas dans le processus d'inversion de l'anxiété en débusquant l'«ennemi». Permettons-nous de respirer lentement et profondément.

Deuxième étape : visualiser une belle route

Nous allons maintenant effectuer une première tentative d'imagerie. La visualisation est habituellement plus facile à effectuer lorsque nous fermons les yeux, mais certaines personnes ne parviennent à visualiser que lorsqu'elles ont les yeux ouverts. Il est important que chacun trouve la méthode qui lui convient le mieux.

Le procédé

- Essayons d'imaginer qu'il y a une route qui commence devant nous et qui se rend vers l'horizon. Il peut s'agir d'une rue de ville, d'une autoroute ou d'une route de campagne. Il importe peu qu'elle soit en asphalte, en béton ou en terre battue. Nous voulons simplement une route qui nous paraisse belle et invitante.

- S'il nous est difficile d'effectuer la visualisation, nous n'avons qu'à penser à une route que nous connaissons déjà, que nous avons utilisée auparavant et que nous aimons bien. Dès que nous la voyons dans notre tête, elle est visualisée.

- Certaines personnes qui ont une phobie de circuler sur les routes pourront hésiter à continuer l'exercice. Cette phobie est alimentée par le danger potentiel que représentent les voitures. Il est important que les personnes souffrant de cette phobie visualisent une belle petite route où ne circule aucune voiture.

- Lorsque nous parvenons à voir la route dans notre tête, nous nous arrêtons à bien ressentir ce qui se passe en nous. Cette vision d'une route solide apporte habituellement une sécurité intérieure, car elle lance un message à notre cerveau, à savoir que nous possédons à nouveau un point solide sur lequel nous pouvons nous appuyer pour avancer. Percevons-nous ce sentiment de solidité et de bien-être? Si c'est le cas, prenons quelques instants pour le goûter pleinement et complètement car il y a peut-être longtemps que nous ne l'avions ressenti. Si nous ne le percevons pas immédiatement, ce n'est pas dramatique. Prenons encore quelques instants pour bien regarder cette route imaginaire car elle est la clef de notre succès dans notre lutte à l'angoisse. Le sentiment de stabilité viendra plus tard.

Cette deuxième étape est extrêmement importante car, à partir de maintenant, si nous devons ressentir des symptômes de panique ou de forte anxiété, la simple visualisation de cette route suffira toujours à diminuer notre angoisse. Il faut nous souvenir que si notre cerveau enregistre l'information qu'il existe une route (la vie) devant nous, il annule aussitôt la fausse croyance relative au vide (donc à la mort) et la peur disparaît immédiatement. Cette vision d'une route devient donc l'élément de base à placer dans notre trousse de premiers soins pour l'angoisse.

La route que nous venons de visualiser est la représentation inconsciente de notre chemin de vie, une route belle et stable sur laquelle nous désirons dorénavant évoluer. Nous travaillerons maintenant à rendre notre propre chemin de vie aussi solide que celui que nous venons de voir.

Troisième étape: la reconstruction

La visualisation de la route permettra toujours de diminuer temporairement l'anxiété lorsqu'elle se présentera et c'est déjà un grand pas dans la lutte contre les attaques sournoises de ce trouble. Toutefois, nous ne possédons encore qu'un seul outil pour contrer les symptômes. La troisième étape que voici nous permettra de faire disparaître les trous noirs de façon telle que nous n'ayons plus à les craindre ni à lutter contre eux.

L'exercice de base est le même pour toutes les problématiques reliées à l'angoisse, mais les précipices du trouble panique et de la phobie sociale étant quelque peu différents de ceux de la dépression et du stress post-traumatique, nous apporterons certaines spécifications pour ces derniers.

Nous travaillerons encore avec la route puisque cette image s'avère très efficace pour la programmation de notre cerveau. Dans le trouble panique et la phobie sociale, notre cerveau est persuadé que nous sommes en danger si nous effectuons des pas vers l'avant. Nous allons entrer dans son jeu et le jouer avec lui, mais à notre façon. En images, nous lui dirons que nous savons qu'il existe un vide sur la route qui est devant nous et que, afin que celle-ci redevienne complètement solide et sécuritaire, nous y effectuerons des réparations majeures. Avec cette assertion, nous venons d'entrer dans son jeu et il sera à même de collaborer avec nous. Dans la dépression et le stress post-traumatique, notre cerveau est persuadé que nous sommes prisonniers à l'intérieur du trou noir. Encore là, nous jouerons son jeu sauf qu'avant de réparer le précipice, nous sortirons de celui-ci pour nous ramener d'abord au niveau du sol.

Le procédé

- Nous nous réinstallons confortablement et nous respirons profondément.

- Nous visualisons à nouveau une route, soit la même que nous avons vue dans l'exercice précédent, soit une route complètement différente. Il est simplement important qu'elle soit belle, qu'elle parte de nous et se dirige vers l'horizon.

- Nous imaginons qu'à quelques mètres devant nous, la route s'est effondrée sur toute sa largeur. Nous pouvons voir qu'elle continue de l'autre côté mais entre les deux, il existe un fort affaissement de la structure. Jusqu'ici, notre cerveau nous suit parfaitement parce que c'est à travers un tel vide qu'il perçoit du danger pour notre survie. Si nous avançons, nous allons tomber dans ce vide et nous blesser ou nous tuer. C'est ce qu'il croit. Donc, pour éliminer tout danger, nous allons combler ce vide.

Les personnes qui souffrent de dépression ou de stress post-traumatique ont parfois de la difficulté à effectuer cette partie de la visualisation car elles ont le sentiment d'être «plus bas que terre». Elles ne peuvent donc pas poursuivre immédiatement l'exercice. Il leur faut d'abord effectuer le travail proposé à l'annexe 1, à la page 143, pour ensuite revenir à cette étape et continuer l'exercice.

Lorsqu'une route réelle est coupée par un effondrement, il faut en reconstituer les différentes couches pour rétablir sa solidité. Les employés de la voirie doivent d'abord remplir la cavité avec de la terre, qu'ils compacteront ensuite soigneusement. Puis, ils ajoutent du sable, du gravier et, au besoin, de l'asphalte. Puisque nous avons, nous aussi, une route à réparer, nous allons suivre le même processus.

- Reprenons contact avec notre route et revoyons le trou béant qui la coupe.

- Imaginons maintenant que nous faisons venir des camions à benne qui arrivent sur la route, de chaque côté de l'effondrement, et qui y déversent des chargements de terre.

Certaines personnes, particulièrement celles aux prises avec la dépression ou des traumatismes graves, ont de la difficulté à sentir la stabilité du fond et des abords de la faille; elles sentent que la route s'effondre à mesure qu'elles essaient de remplir le précipice. Si vous avez ce problème, allez à l'annexe 2, à la page 145, et effectuez d'abord l'exercice qui y est présenté, puis revenez ici pour continuer le travail.

- Dans le fond de la crevasse, nous plaçons une pelle mécanique et deux gros rouleaux compresseurs qui étendent la terre, l'écrasent et la compactent très fermement à mesure que les camions la déversent. Nous les laissons travailler jusqu'à ce que la terre ait presque atteint les rebords solides de notre route. Il arrive parfois que cette partie de l'exercice semble s'éterniser. Si nous avons l'impression que les camions, la pelle et les rouleaux compresseurs prennent trop de temps à faire le travail, nous pouvons même les faire fonctionner à vitesse accélérée, comme dans un film, car n'oublions pas qu'en imagerie, nous construisons un scénario et nous sommes maîtres de celui-ci.

- Lorsque le travail de remplissage est terminé, nous amenons des camions qui contiennent du sable et du gravier, qu'ils déversent sur le tronçon en réparation.

La pelle mécanique et les rouleaux compresseurs continuent leur travail d'épandage et de compactage. Si notre route est en terre battue, nous laissons les camionneurs faire le travail jusqu'à ce que le gravier ait atteint le niveau exact de la route. Si notre route est en asphalte, nous laissons un espace suffisant pour poser celui-ci, étape qui s'effectuera ultérieurement.

- Maintenant, nous devons nous assurer que notre route est vraiment solide et à toute épreuve. Pour ce faire, nous allons visualiser un camion de 10 tonnes qui passe et repasse sur cette route. Ensuite, nous allons y faire venir un tracteur avec une double remorque remplie de barres de fer qui circule sur notre route dans un sens et dans l'autre. Celle-ci ne devrait montrer aucun signe de faiblesse. Si elle n'est pas complètement résistante, nous pouvons faire revenir les camions et les rouleaux compresseurs qui finiront leur travail.

- Lorsque la résistance de la route est solidement établie, nous pouvons ajouter l'asphalte, au besoin.

- Lorsque tout est terminé, nous essayons nous-mêmes la route. Nous nous imaginons avançant sur le chemin, le traversant et revenant à notre point de départ. Solide, n'est-ce pas?

Les personnes souffrant de dépression, de stress post-traumatique ou d'anxiété chronique éprouvent parfois une certaine hésitation à tester leur nouvelle route. Si vous ressentez une crainte à cet égard, effectuez d'abord l'exercice proposé à l'annexe 3, à la page 147, avant de faire le test final.

Voilà! Nous venons de terminer l'inversion du processus de l'angoisse. En comblant le précipice qui se trouvait sur cette route que nous avons imaginée, nous avons permis à notre cerveau de combler le vide intérieur, le trou noir qu'il percevait sur notre route de vie. Pour lui, le danger n'existe plus et il peut dorénavant nous laisser avancer sans déclencher son système de survie. Il considère désormais que nous sommes à nouveau en sécurité sur notre chemin de vie. Nous pouvons lui faire confiance.

CHAPITRE 11

Conclusion de l'exercice

Bien sûr, tout n'est pas terminé parce que nous nous sommes rendus à la conclusion de l'exercice. Notre cerveau a maintenant tout un travail de restructuration à effectuer, mais il le fera sans nous, sans notre volonté consciente. De même qu'il avait désorganisé notre fonctionnement sans que nous ayons eu notre mot à dire, il va dorénavant tout remettre en place de manière tout aussi inconsciente. Il effectuera son réaménagement tout en douceur et dans le plus grand respect de ce que nous sommes parce qu'il nous aime vraiment et qu'il tient à nous protéger.

Nous ne nous rendrons pas immédiatement compte des modifications que cet exercice aura apportées, mais dans quelques semaines ou dans quelques mois, nous verrons que des changements progressifs se sont produits dans notre vie. Nous ne penserons peut-être pas à les attribuer au travail que nous venons d'effectuer. Nous trouverons peut-être de possibles explications, par exemple, une autre thérapie qui ne fonctionnait pas depuis que nous y participions mais qui, tout à coup, semble donner des résultats ou encore une personne rencontrée qui... ou encore...

Cet exercice est tellement simple et s'effectue si facilement que nous pouvons difficilement croire qu'il puisse engendrer un changement en profondeur. Pourtant, c'est ce qui va se produire à compter de maintenant; les modifications seront si subtiles qu'il nous faudra vraiment nous arrêter à y penser pour pouvoir en prendre conscience.

En réparant notre route de vie, nous avons rempli ce vide qui nous habitait, qui nous faisait si peur et que nous cherchions souvent à combler de différentes manières. Il y a dorénavant une force et une solidité nouvelles à l'intérieur de nous. Nous sommes toujours les mêmes personnes mais nous avons dorénavant une route solide sur laquelle avancer. Dans quelques jours, semaines et mois, nous nous apercevrons simplement que nous avons changé sur certains points de notre vie, tant en ce qui concerne nos comportements et nos émotions que notre perception de nous-mêmes, des autres et de la vie. Nous aurons changé, tout en douceur et sans même nous en être rendu compte. La phobie, la panique, la dépression ou le stress post-traumatique auxquels nous nous heurtions auparavant se seront lentement estompés. Nous serons beaucoup plus en paix avec nous-mêmes.

Pour nous permettre d'évaluer les changements qui se produiront, nous avons rempli un petit questionnaire au début de ce livre et il s'en trouve un identique à la fin du volume. Nous pouvons noter à notre agenda de le remplir dans trois ou quatre mois. À ce moment-là, nous pourrons voir si des changements se sont réellement produits. Nous aurons sans doute de jolies surprises.

Nous venons de prendre l'antibiotique qui travaillera lentement à faire disparaître l'infection dont souffrait notre âme. Il nous reste à le laisser agir et à profiter du bien-être qui en découlera. Pour l'instant, prenons simplement le temps de goûter le sentiment de sécurité qui nous habite pendant que, de son côté, notre cerveau inconscient travaille tout en douceur pour assurer notre nouvelle solidité.

TROISIÈME PARTIE

MODÈLES DE RÉFECTION

CHAPITRE 12

Exemples de réfection de sa route de vie

Les exemples qui suivent nous permettront de mieux voir comment un exercice aussi simple que celui de la réparation de notre route de vie peut apporter des changements doux et rapides dans notre existence. Les personnes dont le cas est cité ci-après ont procédé à l'exercice de réfection de leur route. Comme nous pourrons le voir, chacune d'entre elles était devant un ou des trous noirs, qu'il s'agisse de celui de la dépression, du stress post-traumatique, du trouble panique, de la phobie sociale ou d'une panique plus globale.

Leur vie n'a subi aucun changement radical et les résultats se sont simplement traduits par un recentrement sur soi, une reprise de contrôle de leur propre vie ainsi que par un renouement avec certaines valeurs de base. Chacun de nous pourra sans doute se reconnaître dans l'un ou plusieurs de ces cas, puisque nous avons tous vu un ou des trous noirs, un jour ou l'autre.

La route de Robert D.:
stress post-traumatique et phobie sociale

Du plus loin qu'il se souvienne, Robert, aujourd'hui âgé de 38 ans, a toujours été d'un naturel timide, fuyant le contact des gens autant que cela lui était possible. Hypersensible, il avait très peu confiance en lui. À l'âge de 18 ans, il a survécu à un accident de la route qui lui a infligé un traumatisme crânien grave et l'a immobilisé complètement durant six mois; il ne savait même pas s'il pourrait retrouver un jour l'usage de ses jambes. Durant cette période, son père est décédé subitement et sa mère ainsi que certains de ses frères et sœurs ont dû quitter le village où ils habitaient pour se rendre dans une grande ville afin d'y travailler. Sa mobilité étant très réduite, Robert n'a pu les suivre et il est resté au village, chez l'une de ses sœurs. Lui qui avait toujours été très gâté et surprotégé s'est senti seul, comme un enfant démuni et abandonné, avec un grand sentiment d'impuissance. Il se souvient de s'être retrouvé un soir devant le cimetière où son père était enterré, complètement découragé, incapable de marcher plus longtemps car la douleur était trop forte. Il implorait son père de venir le chercher, de l'emmener avec lui dans la mort car il ne se sentait plus la force de continuer.

À cette époque, Robert ne savait pas qu'il venait de basculer dans le trou noir du stress post-traumatique et que ce dernier le pousserait désormais irrémédiablement à la panique. Un automobiliste est alors passé et l'a finalement ramené chez lui, mais sa vie venait de prendre un tournant majeur.

Il a retrouvé peu à peu l'usage normal de ses jambes et est finalement allé rejoindre sa famille à Montréal. Il s'est mis à vivre intensément, voulant profiter de tous les plaisirs de la vie, allant même jusqu'à défier la mort à travers des courses automobiles. Cependant, la peur de l'abandon le poussait irrémédiablement à fuir les situations d'engagement affectif et amoureux. Lorsqu'il a cru que ses conjointes pouvaient peut-être le laisser tomber pour un autre, il les a rejetées bien avant qu'il y ait eu une preuve que telle était leur intention. Il a regretté chacune de ces fuites car il y a perdu beaucoup, mais la peur était plus forte que sa volonté. Aujourd'hui, il réalise que, dans ces moments-là, il était devant un immense trou noir: la crainte atroce du vide possible que créerait l'abandon. Il essayait de contourner ce trou noir, de le dépasser et de le laisser derrière.

Pour tenter de le faire disparaître ou, à tout le moins, pour oublier qu'il était là, il a consommé certaines substances, de plus en plus de substances, jusqu'à ce que la cocaïne prenne complètement le contrôle de sa vie. Il s'est retrouvé à la rue, à coucher dans les parcs et à prier son père et sa mère (qui était décédée entre-temps) de venir le chercher, de l'emmener avec eux dans la mort, car il n'avait plus la force de continuer. Il avait eu beau essayer de fuir ce damné trou noir pendant près de 20 ans, mais en vain: il y avait plongé à nouveau, tête première. Son estime de lui-même était au plus bas, il était persuadé qu'il ne méritait ni de vivre, ni d'être aimé, ni d'être heureux. Il se voyait «plus bas que terre».

Robert a finalement cessé la consommation de cocaïne et il a retrouvé un semblant de vie «normale», un travail, un toit et une voiture. Cependant, il était devenu extrêmement méfiant envers le monde entier. Il vivait replié sur lui-même, toujours sur la défensive, tant dans son milieu de travail que dans les autres domaines de sa vie. Il ne fuyait plus le trou noir, mais il regardait toujours très attentivement avant de mettre le pied où que ce soit. En fait, il avançait dorénavant à pas de tortue. Il survivait.

C'est à cette époque de sa vie que j'ai rencontré Robert. Je lui ai fait prendre conscience de la présence de ce trou noir sur sa route. Cela n'a pas été facile car il refusait de le voir, de l'affronter. Il m'a fallu l'amener doucement à accepter sa présence. Il a ensuite effectué l'exercice de réfection. Il a dû utiliser une grande quantité de béton pour solidifier le fond et les abords car sa route avait fortement tendance à s'effriter, mais il a finalement réussi à se refaire une route solide.

Sa vie n'a pas changé instantanément. De toute manière, il était incapable de croire qu'un si petit exercice puisse changer quoi que ce soit dans son monde intérieur. Et pourtant, c'est ce qui s'est produit. Il est toujours le même, un homme timide et réservé et il demeurera sans doute toujours ainsi. Dans le fond, il n'a pas vraiment envie de devenir autre. La différence réside plutôt dans le fait qu'il arrive plus facilement à faire confiance aux gens, qu'il est enfin capable de les aimer au lieu de s'en méfier. Il a repris confiance en lui et refuse de se laisser détruire par ses peurs. Il lui arrive encore parfois de paniquer face à certaines situations, mais lorsque cela se produit, il ne fuit plus. Il s'arrête à revoir sa route réparée et le sentiment de panique s'estompe de lui-même. Il vit maintenant sur sa nouvelle route depuis environ un an et il s'y engage de plus en plus profondément, de plus en plus sincèrement, avec un sentiment de paix qui s'installe lentement et qu'il n'aurait jamais cru pouvoir ressentir.

En réparant sa route de vie, Robert s'est défait des trous noirs de la phobie sociale et du stress post-traumatique et a ainsi renoué contact avec la valeur de base qui lui faisait le plus cruellement défaut: la confiance, tant en lui-même que dans les autres et dans la vie.

La route de Sophie T.: dépression

Sophie a été une fille unique très choyée et protégée. Un an après la naissance de sa fille, elle a accepté de quitter sa région natale pour accompagner son conjoint, qui avait trouvé un emploi à Montréal. Elle a laissé derrière ses parents et ses amis et s'est retrouvée dans une grande ville où elle ne connaissait à peu près personne.

Malgré les efforts qu'elle faisait pour s'adapter à sa nouvelle vie, Sophie ne parvenait pas à s'acclimater vraiment. Les périodes de découragement se succédaient pendant que le goût d'avancer diminuait de plus en plus. Même si elle téléphonait régulièrement à sa famille et à ses amis, elle se sentait de plus en plus seule, sans repères concrets autres que sa fille et son conjoint. De son côté, ce dernier consacrait la majeure partie de son temps à son nouvel emploi et passait de moins en moins d'heures à la maison. Sophie se sentait prisonnière à l'intérieur d'un tunnel et ne voyait plus aucune lumière à l'horizon.

C'est à cette période qu'elle a eu l'occasion d'utiliser l'approche de la route de vie. Elle s'est servie de l'image d'un fossé très profond au fond duquel coulait un ruisseau qui entraînait la terre qu'elle y déversait, de la même manière que, dans sa vie, un courant semblait emporter toutes les énergies qu'elle déployait pour se sortir de son mal-être. Elle a consolidé le fond du fossé tel qu'il est indiqué dans l'annexe 2 et a terminé la réfection de sa route. La seule différence qu'elle a perçue à ce moment-là: une forte sensation de plénitude intérieure, au niveau de son plexus solaire.

Deux jours après qu'elle eut fait l'exercice, et alors que sa fille était hospitalisée pour une pneumonie, une dispute éclata et son conjoint lui annonça qu'il ne l'aimait plus depuis quelque temps déjà et qu'il la quittait. Normalement, au dire même de Sophie, son monde se serait écroulé à l'instant même car elle n'avait pas senti venir le coup, croyant simplement qu'elle et son conjoint traversaient une période plus difficile, comme cela arrive à tous les couples. Cependant, à sa grande surprise et malgré toutes les peurs et la peine qu'elle ressentait, elle est restée debout, refusant de basculer dans le découragement et la panique.

Cela fait maintenant un an que son conjoint l'a quittée. Sophie a réussi à reprendre sa vie en main; elle vit dans un appartement avec sa fille et travaille à temps plein. Au-delà du fait qu'elle a traversé cette période difficile sans se laisser démolir, elle est très surprise de constater qu'il s'est produit un changement fondamental en elle. Pour la première fois de sa vie, elle s'aime, elle voit ses nombreuses forces et qualités, et elle se sent apte à assumer sa nouvelle vie, quelle qu'en soit la forme. Elle ne sait pas encore où sa route la mènera, mais elle sent que celle-ci sera solide dorénavant. En débarrassant sa route de vie du trou noir de la dépression, Sophie a retrouvé son estime d'elle-même et a lentement accepté de s'ouvrir aux autres et à la vie.

La route de Nancy G.: trouble panique

Nancy, une célibataire dans la jeune trentaine et dotée d'une grande intelligence, possède un caractère fort et décidé. Il y a trois ans, à la suite de la restructuration de la compagnie pour laquelle elle était cadre supérieure, elle a perdu son poste. Elle a pris quelques mois de repos, puis, ne voyant pas de débouché intéressant pour sa carrière, elle a décidé d'utiliser l'indemnité de départ qu'elle avait reçue pour prendre une année sabbatique et retourner aux études.

Un diplôme de plus en poche, Nancy s'est mise à chercher un nouvel emploi. Cependant, au fil des mois, la belle confiance en soi qui semblait sa marque de commerce s'était quelque peu effritée et elle n'était plus aussi assurée de sa valeur. Les recruteurs, pour leur part, étaient très intéressés à la rencontrer et à la recommander à des dirigeants d'entreprise, mais Nancy trouvait de plus en plus difficile de se rendre à des entrevues et de se faire valoir.

Sur le plan financier, le manque de revenus l'obligeait à jongler quotidiennement avec les nombreuses factures. Elle ne savait plus comment s'en sortir et n'arrivait pas à voir le bout du tunnel. Elle s'est alors retrouvée dans un état de panique qui la paralysait et l'empêchait carrément d'avancer. Elle s'enfermait de plus en plus dans sa maison et effectuait de moins en moins de démarches pour se trouver un emploi. Elle détestait se voir ainsi mais ne voyait pas comment elle pourrait faire autrement. Elle était devant un véritable trou noir, celui de la panique.

C'est à ce moment-là que j'ai rencontré Nancy et que nous avons procédé à la réfection de sa route de vie. Elle ne croyait pas vraiment qu'un tel exercice puisse l'aider à changer sa situation, mais elle l'a fait quand même, juste au cas où...

La route qu'elle a imaginée était coupée sur toute sa largeur et l'empêchait évidemment d'avancer. Elle l'a comblée grâce à l'imagerie appropriée et, sur le moment, elle a ressenti un grand apaisement, une disparition de la panique. Les jours suivants, elle s'est «amusée» avec sa route, y ajoutant, entre autres, des fleurs et des arbres sur les bas-côtés. Elle «voyait» au loin un château, mais elle ne percevait pas la route pour s'y rendre. Elle s'est alors créé son propre exercice et a imaginé qu'elle mettait à contribution des travailleurs de la voirie, leur demandant de construire une route qui menait au château.

Sur un plan plus pratique, elle a recommencé à communiquer avec les recruteurs et a envoyé son curriculum vitae aux employeurs potentiels. Le ton de sa voix avait changé, elle avait le goût d'avancer et chacun pouvait le ressentir. Trois semaines après avoir réparé sa route de vie, elle a rencontré trois employeurs potentiels en l'espace de cinq jours, mais aucune entrevue n'a mené à une embauche. Elle ne s'est pas laissé décourager pour autant, décidant de voir ces dernières comme un exercice qui l'amènerait plus loin.

La semaine suivante, elle rencontrait celui qui allait devenir son nouveau patron dans une entreprise où le poste, le salaire et le niveau de responsabilités étaient égaux, sinon supérieurs, à ceux qu'elle avait auparavant. Elle doit encore composer avec le stress au jour le jour puisque son nouveau poste comporte de nombreux défis, mais elle adore ces derniers et sait qu'elle a la capacité de les relever.

Nancy a traversé le trou noir de la panique et l'a fait disparaître, retrouvant intactes toutes les forces et les capacités qui lui avaient toujours permis de foncer dans la vie. Cependant, les difficultés traversées lui ont procuré une plus grande empathie envers la souffrance d'autrui, lui permettant de solidifier en elle les valeurs de base que sont l'humilité et la tolérance.

La route de Diane B.: stress post-traumatique

Diane est une éducatrice spécialisée dans la trentaine, perfectionniste, mariée et mère de deux adolescents, un garçon et une fille. Jusqu'à il y a deux ans, elle avait l'impression de posséder tous les éléments du bonheur presque parfait: un couple stable et aimant, des enfants polis et gentils qui réussissaient très bien à l'école, une jolie maison de banlieue et un emploi qu'elle aimait et dans lequel elle se sentait performante. Ce bel équilibre allait cependant basculer radicalement en un instant: un coup de téléphone lui annonça que son aîné, alors âgé de 13 ans et qui avait toujours semblé un enfant si parfait, venait d'être arrêté pour possession et trafic de stupéfiants.

Pour de nombreux parents, une telle mésaventure serait désagréable, voire très difficile à prendre, mais pour Diane, elle s'avérait catastrophique. Pourtant, avec son bagage d'éducatrice spécialisée, elle était outillée pour affronter ce genre de situation. De fait, logiquement, elle connaissait les gestes à faire et les paroles à prononcer dans un cas semblable. Elle voulait demeurer *cool* tout en essayant de contrôler la situation, mais elle avait de plus en plus de difficulté à le faire.

Les mois qui suivirent furent très pénibles sur le plan relationnel, tant avec son mari qu'avec ses enfants. Diane se sentait un peu étrangère dans sa propre maison et ressentait de la difficulté à garder un contact normal avec ses proches. Elle était enfermée dans un trou noir, un de ceux qui peuvent facilement survenir à la suite d'un traumatisme, peu importe la grandeur de ce dernier. Pour elle, l'événement s'était avéré dramatique, traumatisant.

Lorsque j'ai rencontré Diane, je lui ai fait prendre conscience que, en raison de son perfectionnisme, elle remettait fortement en question sa capacité à bien éduquer ses enfants et à être une bonne épouse. Elle a immédiatement perçu la pertinence de ce questionnement sur sa propre valeur en tant que personne et a vu le trou noir dans lequel elle était tombée. Ensemble, nous avons réparé sa route de vie.

Diane a imaginé une route coupée par un large précipice, alors que son mari et son fils aîné l'attendaient de l'autre côté de la crevasse et lui disaient qu'ils avaient besoin d'elle. Je lui ai suggéré de leur demander de partir, car elle devait réparer sa route de vie, non pas en fonction d'eux, mais simplement pour elle, pour retrouver ses capacités à s'assumer d'abord elle-même en tant qu'être humain. Elle s'est imaginée leur disant de s'éloigner pour l'instant, car elle devait d'abord s'aider elle-même si elle voulait pouvoir s'occuper d'eux par la suite. Elle a ensuite effectué l'exercice pour procéder à la réfection de sa route.

À mesure que le précipice se remplissait, Diane a senti que le vide qu'elle ressentait à l'intérieur d'elle se comblait. Cela lui a permis de sortir complètement de l'état de panique duquel elle était prisonnière. Elle venait de renouer contact avec son moi profond, avec ses forces et ses capacités.

Aujourd'hui, Diane vit toujours avec son mari et ses deux enfants. La vie avec ces derniers n'est pas toujours facile puisque ce sont des adolescents normaux, donc imparfaits. Cependant, elle a retrouvé le contact privilégié qu'elle avait établi avec son mari et ils peuvent à nouveau discuter calmement des situations qu'apportent leurs deux enfants grandissant.

En réparant sa route de vie, Diane a fait disparaître le trou noir occasionné par le traumatisme de réaliser que ni elle, ni sa vie, ni ses enfants n'étaient parfaits. La prise de conscience que la perfection n'est en rien une obligation l'aide maintenant à solidifier les valeurs de confiance, de respect et de tolérance qu'elle possédait déjà en partie, mais qui avaient besoin d'être développées plus avant.

La route de Sylvie G. : trouble panique

Sylvie, âgée d'une cinquantaine d'années, occupe un emploi stable dans un organisme gouvernemental, ce qui lui permet d'être autonome financièrement. Elle en est à son second mariage. Son premier conjoint était alcoolique; son second, lui, ne prend pas une goutte d'alcool mais c'est un joueur compulsif, une réalité que Sylvie a découverte après le mariage seulement.

Lorsque j'ai rencontré Sylvie, elle vivait un fort état de panique. Elle en voulait terriblement à son mari et, parallèlement, se sentait totalement démunie face à sa situation de couple. Elle aimait son partenaire de vie mais se sentait trahie, trompée et incompétente. Elle avait une très forte tendance au jugement, vivait de l'agressivité et arrivait difficilement à faire confiance aux autres.

Au cours de nos rencontres, j'ai fait prendre conscience à Sylvie qu'elle s'en voulait d'abord à elle-même d'avoir encore choisi un homme «à problèmes» et qu'elle avait l'impression de ne mériter ni d'être aimée ni d'être heureuse. Elle a reconnu la présence de cette fausse croyance et, par le fait même, a pris conscience du faible niveau de l'estime qu'elle avait pour elle-même. Elle venait de voir le trou noir devant lequel elle stagnait depuis quelque temps déjà et qui lui faisait si peur. Nous avons procédé à l'exercice de réfection.

Sylvie a alors visualisé une route de campagne mais, au lieu de voir un précipice, elle a d'abord vu un muret de pierre qui l'empêchait d'avancer. Elle disait savoir qu'il existait une crevasse au-delà du mur mais elle n'y avait pas accès. Je lui ai expliqué que l'amas de pierres était, en fait, la représentation de sa peur à continuer l'exercice, ce qui l'a décidée à détruire cet obstacle. Elle a imaginé qu'elle installait des pelles mécaniques qui débarrassaient la route de toutes les pierres qui l'encombraient. Elle a ainsi eu accès à la poursuite du travail et a vu le précipice très profond qui coupait son chemin. Elle a procédé à l'exercice de réfection tel qu'il est indiqué dans la partie pratique de ce livre.

À la suite de cette visualisation, Sylvie a été très surprise de réaliser que le problème de jeu de son mari lui semblait plus lointain, moins important. Elle venait de se centrer sur elle-même et de se défaire d'une grande crainte face à sa valeur. Elle savait dorénavant qu'elle méritait d'être respectée et d'être heureuse.

La dernière fois que j'ai vu Sylvie, elle vivait toujours avec son mari. Elle lui a fait part de certaines balises à l'intérieur desquelles elle se sentait en sécurité, et qu'elle n'accepterait pas que ces balises soient transgressées. Elle a établi clairement ses limites; c'était à lui de décider s'il respecterait ou non ces dernières. La dernière fois que j'ai vu Sylvie, son conjoint avait cessé le jeu depuis plus de six mois et cherché de l'aide de son côté. Sylvie ne pouvait prédire s'il retomberait vers son penchant à un moment ou à un autre, mais cette pensée ne la faisait plus paniquer et elle m'a dit se sentir bien outillée pour faire face à cette éventualité.

La route de vie de Sylvie était entrecoupée par le trou noir de la panique. En faisant disparaître ce dernier, elle s'est donné le pouvoir d'avancer à nouveau. Parce qu'elle se fait dorénavant confiance, elle a beaucoup moins peur du jugement et, de ce fait, elle peut faire confiance aux autres; elle se sent plus apte à les respecter et à les aimer vraiment.

La route de Maxime S.: dépression

Maxime, un célibataire de 23 ans, poursuit des études en administration à l'université et vit chez sa mère. Il est fils unique de parents divorcés quand il avait six ans.

La première fois que je l'ai vu, Maxime m'a affirmé avoir été choyé et protégé par ses deux parents, tant avant le divorce qu'après. En fait, il n'a jamais eu à affronter de problèmes majeurs. Cependant, malgré une enfance et une adolescence relativement faciles, il se sentait très mal dans sa peau. Il souffrait d'un mal-être profond dont il ne connaissait pas la source et qui augmentait d'année en année, depuis qu'il avait 16 ans. Lorsqu'il a décidé de consulter, il se trouvait dans un état dépressif qui le poussait à un manque total d'entrain ainsi qu'à des idées suicidaires. Il se disait fatigué de vivre.

Lors de notre rencontre, Maxime m'a dit d'entrée de jeu qu'il n'avait pas envie de vivre une psychothérapie traditionnelle qui l'amènerait à fouiller dans son passé pour trouver la cause de son mal-être. Depuis plus de cinq ans, il avait cherché et cherché encore par lui-même pour tenter de découvrir un traumatisme qui aurait pu engendrer son état dépressif mais il n'avait rien trouvé qui puisse expliquer celui-ci. Tout ce qu'il désirait, c'était de sortir enfin du tunnel duquel il était prisonnier, de retrouver le goût de vivre, de rire et d'avancer. Son plus grand souhait était d'être bien dans sa peau, ne fût-ce que durant une seule journée complète.

Maxime s'est reconnu très facilement dans l'image du trou noir car, me dit-il, c'était exactement là où il se trouvait à ce moment-là. Pour pouvoir procéder à la réparation de sa route, il lui a d'abord fallu s'extraire du précipice tel qu'il est expliqué dans l'annexe 1. Par la suite, il a commencé l'exercice de réparation mais la moitié de la terre qu'il déversait était emportée au fur et à mesure. Le côté droit de la route se comblait, mais du côté gauche, la terre déversée semblait aspirée par un petit trou sans fond, de la même manière que, dans sa vie, toute l'énergie déployée pour se sortir du malaise semblait s'évaporer. À ma suggestion, il a placé un bouchon de béton sur ce trou pour en fermer totalement l'ouverture et il a alors pu compléter le travail de réfection.

Maxime a effectué ce travail il y a deux ans maintenant. Les résultats se sont avérés extrêmement probants et très visibles puisque, dès les premières semaines suivant notre rencontre, ses proches ont pu percevoir un changement presque radical tant dans sa manière de vivre que dans son mode de pensée. Il a rapidement retrouvé le goût d'avancer, établissant de nombreux projets à court et à moyen termes. En réparant sa route de vie, il a retrouvé une stabilité et un équilibre qui lui permettent maintenant de vivre plutôt que de survivre.

Cependant, pour Maxime comme pour tous les autres, il n'y a pas eu de miracle; simplement, un trou noir s'est comblé pour ainsi disparaître, redonnant au propriétaire de la route l'accès à ses forces vitales, à ses capacités de s'assumer et d'assumer sa vie.

La route de Marie-Claude D.: trouble panique et phobie sociale

Marie-Claude, une belle femme du début de la cinquantaine, est douce et serviable, toujours à l'écoute des besoins d'autrui. Elle travaille pour un organisme de santé public. De nature très nerveuse, elle sursaute au moindre bruit ou au premier mouvement inattendu, et se met alors à jongler avec tout objet se trouvant dans ses mains à cet instant. Elle est timide, prend très peu de place et ne s'est jamais vraiment occupée de ses propres besoins, faisant toujours passer ceux des autres avant les siens.

Très jeune, Marie-Claude a développé une phobie des ponts, des cours d'eau et des longs parcours en voiture. Lorsqu'elle devait affronter l'une de ces phobies, elle se recroquevillait sur elle-même, éprouvant des tremblements, de la sudation, des palpitations cardiaques ainsi que des difficultés respiratoires, en fait, les symptômes du trouble panique. Dans le cadre de sa vie sociale, elle était capable d'entrer en relation avec les gens lorsqu'il le fallait, mais dès que le premier contact était établi, elle avait tendance à «disparaître», gardant le silence, se faisant toute petite, presque invisible. Elle souffrait donc également d'une forme de phobie sociale.

Marie-Claude a accepté de travailler sa route de vie, car elle trouvait de plus en plus difficile les nombreuses privations que ses phobies lui infligeaient. Elle était à quelques années de la retraite et son mari parlait souvent des activités et des voyages qu'ils pourraient alors faire ensemble. De plus, les enfants ayant désormais quitté la maison, elle ressentait un vide intérieur qui semblait s'agrandir continuellement.

Marie-claude a effectué la réparation de sa route tel qu'il est indiqué dans l'exercice de réfection et elle n'a eu aucune difficulté particulière à la remettre en état. Les résultats vraiment tangibles sont apparus environ quatre ou cinq mois après. Elle sursautait beaucoup moins, était capable de se permettre quelques balades en pédalo et pouvait désormais effectuer de longs parcours en automobile sans se recroqueviller dans le fond de son siège. Elle a commencé à prendre de la place, pas beaucoup, bien sûr, mais plus qu'elle n'en avait jamais pris auparavant. Elle est devenue peu à peu consciente de ses besoins et assume désormais certains de ceux-ci. Pour la première fois de sa vie, elle sent qu'elle existe par et pour elle-même, qu'elle est une personne entière et elle n'en est pas peu fière. Cependant, le plus grand bonheur qu'elle ait ressenti, un an après la réfection de sa route, et qui lui a fait prendre conscience des changements survenus, a été de traverser l'un des grands ponts qui relie Montréal à la Rive-Sud, de manière calme, détendue; elle riait et se demandait même pourquoi jadis elle avait eu si peur de se retrouver à cet endroit.

En réparant sa route de vie, Marie-Claude a fait disparaître le trou noir de la panique et de la phobie sociale, ce qui lui a permis de prendre conscience de ses besoins, de ses capacités et de ses désirs. Les changements sont survenus graduellement, sans même qu'elle s'en aperçoive, mais elle peut voir cependant qu'il s'est produit des modifications majeures et positives en elle et dans sa vie.

La route de Stéphanie R.: trouble panique

Stéphanie est une femme au début de la trentaine, divorcée et mère de deux fillettes de neuf et douze ans. Lorsqu'elle est venue me consulter, elle travaillait dans une manufacture de vêtements et vivait depuis six ans avec un homme alcoolique qui, après quatre années d'abstinence, avait recommencé à consommer à l'occasion. Elle avait de plus en plus de difficulté à composer avec les rechutes de ce dernier et sa confiance en lui était tombée au point zéro. De plus, Stéphanie manifestait depuis quelques mois les symptômes du trouble panique, particulièrement lorsqu'elle conduisait son automobile sur la route qui la ramenait à la maison après son travail. Elle ressentait alors des palpitations, des étourdissements et des vertiges qui l'obligeaient parfois à quitter l'autoroute sur laquelle elle roulait. Elle craignait de plus en plus de prendre le volant.

J'ai amené Stéphanie à prendre conscience que ces attaques se produisaient au moment où elle rentrait à la maison, alors qu'elle ne savait pas si son conjoint avait ou non consommé de l'alcool. Elle m'a alors dit qu'elle ne se sentait plus capable de vivre avec l'incertitude. Elle se retrouvait carrément devant le trou noir de la panique, créé par son inquiétude quant à sa capacité d'assumer sa vie actuelle.

Dès l'instant où Stéphanie a été capable de reconnaître le trou noir auquel elle faisait face, nous avons commencé à réparer sa route avec l'exercice de réfection. Elle s'est beaucoup amusée à le faire car, disait-elle, elle se sentait comme une petite fille qui joue dans le sable avec des camions. Elle a reconstruit le tronçon de route détruit et a alors ressenti un grand calme intérieur.

C'était il y a deux ans. Lorsque j'ai revu Stéphanie, les attaques de panique avaient complètement disparu. Elle vivait toujours avec son conjoint, qui avait fait deux rechutes mineures, mais elle n'avait ressenti aucune panique face à celles-ci. Stéphanie et lui se sont donné de nouveaux outils de communication en consultant un thérapeute familial durant quelques mois.

Je n'ai pas raconté l'histoire de vie de Stéphanie car je ne la connais pas. Elle n'a pas eu envie de me raconter son passé et je n'avais pas besoin de le connaître. Il me suffisait de savoir qu'elle souffrait de trouble panique et, donc, qu'elle était devant un trou noir qu'il fallait faire disparaître, travail que nous avons effectué. Cette réfection lui a permis de retrouver confiance en ses capacités d'assumer sa propre vie; envers son conjoint, elle manifeste une confiance prudente. La confiance, voilà la valeur qui lui était nécessaire pour continuer à avancer sainement.

La route de Danielle B. :
stress post-traumatique et dépression

Danielle est une célibataire de 30 ans. Depuis dix ans, elle a occupé plusieurs emplois et vécu diverses relations amoureuses, le tout entrecoupé de périodes dépressives avec hospitalisation.

Au moment de notre rencontre, elle avait peu de liens avec les membres de sa famille et n'avait conservé aucune amitié particulière. Elle avait l'impression de végéter ; elle détestait cette situation mais elle ne savait comment en sortir. Elle avait tenté diverses thérapies mais aucune ne lui avait permis de retrouver le goût d'avancer. Elle ne voyait plus aucun plaisir à la vie. Lorsqu'on l'a incitée à consulter de nouveau, elle venait de survivre à sa énième tentative de suicide. Elle m'a été référée par une personne qui avait elle-même eu besoin de réparer sa route de vie au cours de l'année précédente et qui l'a convaincue d'essayer au moins une dernière fois de s'en sortir, avant de baisser les bras pour de bon.

Danielle m'a raconté qu'elle a eu une enfance et une adolescence heureuses dans une famille qui comptait quatre enfants. À l'âge de 17 ans, elle a été victime d'un viol alors qu'elle revenait chez elle, après une sortie avec des amis de collège, mais elle n'a osé en parler à personne. Elle a continué à mener sa vie «normale» d'étudiante, mais elle s'est mise à s'étourdir par des comportements compulsifs dans le sport, les sorties, le sexe et l'alcool. Elle a arrêté ses études après sa deuxième année de collège et a commencé à travailler. Danielle avait l'habitude de se raconter aux thérapeutes et elle voulait me dire la suite : les déceptions amoureuses, les emplois inintéressants, la solitude, le sentiment d'inutilité et, plus récemment, les cauchemars, mais je l'ai arrêtée. Je n'avais pas besoin d'en connaître plus, de tout savoir.

J'ai vérifié avec elle la présence de symptômes du stress post-traumatique et elle ressentait, en effet, un fort sentiment de déconnection qui, selon elle, avait commencé à s'installer vers l'âge de 22 ou 23 ans et l'avait fait s'éloigner de sa famille et de ses amis. Elle avait de la difficulté à se concentrer et semblait ne pouvoir dormir qu'avec l'aide de somnifères. Elle avait connu une période intense de *flash back* relatifs au viol mais ceux-ci s'étaient estompés depuis quelques années. Elle faisait cependant des cauchemars récurrents dans lesquels elle était pourchassée; elle se sauvait mais ne voyait jamais le poursuivant.

J'ai amené Danielle à réaliser qu'au moment du viol, sa vie avait basculé: elle avait ressenti une peur intense de mourir et avait perdu le contact avec sa sensation de sécurité intérieure ainsi qu'avec son sentiment d'être une personne de valeur. Elle a reconnu en elle la présence de ces sensations et a alors pris conscience du trou noir dans lequel elle était emprisonnée. Une fois cette prise de conscience effectuée, nous avons commencé l'exercice de réfection. Comme elle se sentait prisonnière du précipice, elle a d'abord visualisé un moyen de sortir de ce dernier, tel qu'il est indiqué à l'annexe 1. Dès qu'elle s'est retrouvée sur la route, elle a imaginé qu'un trou béant coupait cette dernière sur toute sa largeur et sur une distance de 20 mètres. Elle a procédé à la réparation du tronçon détruit et a reconstitué la route d'origine. Sur le moment, elle a simplement ressenti une envie de respirer profondément car, disait-elle, il y avait longtemps qu'elle n'avait eu l'impression de pouvoir respirer de l'air pur.

Danielle a mis environ six mois à voir des résultats vraiment palpables de cet exercice. C'était à Noël de l'an dernier: alors qu'elle était réunie avec sa famille, elle a ressenti un intense plaisir à échanger avec son frère et ses sœurs. Puis, elle est retournée au collège pour y terminer les études entreprises 13 ans plus tôt et a pratiquement cessé sa consommation de médicaments. Ses cauchemars ont cessé. Elle s'est amusée à visualiser sa «route» quelques fois, et l'a vue droite et solide, telle qu'elle-même était devenue.

Aujourd'hui, Danielle a envie de vivre et d'avancer. Le souvenir du viol demeurera toujours en sa mémoire, mais il n'a plus aucun pouvoir de la détruire. Le stress intense qu'il avait occasionné s'est dissipé. Elle a réappris à se faire confiance et à s'aimer et elle ressent maintenant un fort besoin de partager avec d'autres ces forces que la vie lui a rendues.

La route de Claude S.: stress post-traumatique et *burnout*

Claude est un homme au début de la quarantaine, divorcé depuis huit ans et père de trois enfants qu'il voit un week-end sur deux. Il demeure en région, où il occupe un poste de programmeur-analyste dans une firme d'informatique. Depuis cinq ans, il a dû s'absenter du travail à deux reprises pour se reposer pendant quelques mois en raison d'un *burnout*. En dehors de ces périodes de fatigue extrême, c'est un travailleur perfectionniste qui a besoin de se surpasser continuellement.

Lorsqu'il s'est présenté en consultation, Claude se sentait fatigué, sans entrain et vaguement découragé, une fois de plus. Il vivait des troubles de sommeil, n'avait plus envie de se lever pour aller travailler et trouvait de plus en plus difficiles les week-ends qu'il passait avec ses enfants. Il disait se sentir sur une pente qui le mènerait encore une fois dans le *burnout*, un état d'épuisement qu'il ne voulait plus revivre.

J'ai vérifié avec lui les principales étapes de sa vie: une enfance et une adolescence dans un milieu très strict mais somme toute acceptable, une union amoureuse qui avait duré 15 ans et qui s'était avérée relativement heureuse, un divorce difficile mais qui ne semblait pas avoir laissé de fortes séquelles, un emploi qu'il aimait pour les défis qu'il présentait mais dans lequel il se sentait toujours obligé de donner une performance hors du commun. Tout lui semblait à peu près correct, moyennement correct, sans plus. Il m'apparaissait difficile de cerner un possible trou noir jusqu'au moment où Claude me raconta un traumatisme qu'il avait vécu une quinzaine d'années auparavant.

Alors qu'il faisait partie d'une équipe de pompiers volontaires dans sa municipalité et qu'ils avaient eu à combattre un incendie dans une entreprise, une explosion s'est produite à quelques pas de lui, tuant sur le coup un de ses collègues. Il a alors ressenti l'horreur, l'incrédulité et, surtout, un atroce sentiment d'impuissance. Il voyait encore, en mémoire, des images de ce dernier, étendu dans la neige, désarticulé et sans vie, mais il ne pouvait comprendre comment cette expérience était à la base de son mal-être puisque, par la suite, il avait réussi à vivre une vie normale avec sa famille et ses collègues de travail.

Lorsque je lui ai demandé s'il pensait souvent à la mort lorsque les périodes de *burnout* se produisaient, il m'a répondu, avec beaucoup de gêne, qu'il lui arrivait parfois de regretter n'être pas mort à la place de son collègue parce qu'ainsi, disait-il, il n'aurait plus à affronter l'affreux sentiment d'impuissance et d'incapacité dans lequel le plongeait cet état dépressif. Pour lui, la mort était une finitude, un vide, en fait, un immense trou noir, perception qu'il avait ressentie lors de l'accident dont il avait été le témoin et qu'il avait gardée depuis.

Lorsque Claude a pris conscience de la présence de ce précipice sur sa route de vie, nous avons pu procéder à la réfection de cette dernière car il ne voulait plus ni craindre cet abîme ni être attiré par lui. Il a débarrassé sa route d'un trou noir qui semblait, de prime abord, être le fait d'un état dépressif, mais qui relevait plutôt d'un stress intense occasionné par un fort traumatisme. Par la suite, il n'a pas basculé dans ce *burnout* qu'il appréhendait tant. Au contraire, il a plutôt découvert une nouvelle vision de la vie, rien d'extravagant ou d'extraordinaire, mais plus simplement une prise de conscience des nombreux petits bonheurs qui jalonnent son chemin, au jour le jour.

ANNEXES

Sortir du trou noir

Lorsque nous sommes dans une période difficile de notre vie et que nous vivons des symptômes de dépression, d'épuisement professionnel ou de stress post-traumatique, nous avons l'impression d'être dans un trou noir, de l'habiter. Quand nous comparons notre route de vie à une route réelle qui se serait effondrée, nous nous retrouvons au fond du précipice, incapables d'en sortir (voir le schéma ci-dessous). Pour réparer notre route, nous devons d'abord sortir de ce trou.

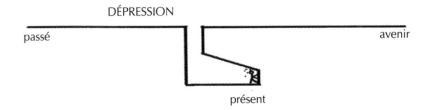

DÉPRESSION

passé   avenir

présent

Le procédé

- Prenons le temps de bien respirer.
- Imaginons maintenant que nous sommes dans le fond d'une crevasse qui sépare une route. Lorsque

nous regardons vers le haut, nous pouvons apercevoir la lumière, mais nous sommes incapables de remonter à ce niveau. Nous avons besoin d'aide pour y parvenir.

- Imaginons que nous faisons appel à une équipe de secours formée de pompiers, d'hommes araignées, entre autres. Les secouristes se tiennent au bord de la crevasse, du côté duquel nous sommes tombés, c'est-à-dire le passé*. Ils nous envoient une échelle faite de corde ou de métal, des harnais de sécurité, en fait, les outils dont nous avons besoin pour remonter à la surface. Ils nous aident ensuite à nous hisser aux abords du ravin jusqu'à ce que nous reprenions pied sur la terre ferme.

- Lorsque ce travail est effectué, nous nous retrouvons sur la route, face au précipice. Nous pouvons voir cette route qui continue de l'autre côté de la crevasse.

- Nous sommes maintenant prêts à poursuivre l'exercice à la page 107.

---

* Il serait tentant de décider de passer directement de l'autre côté du ravin, c'est-à-dire dans le segment du futur et de chercher à continuer à avancer sur ce tronçon de route. Cependant, notre cerveau considérerait alors qu'il y a toujours un danger de chute, le trou noir étant encore existant et laissant encore toute la place à l'angoisse. Il vaut assurément mieux revenir du côté du passé et prendre les quelques instants nécessaires pour réparer la route et faire disparaître le trou noir.

La route qui s'effrite

Lorsque nous visualisons la réparation de notre route, il est possible que nous voyions que les matériaux de remplissage sont emportés au fur et à mesure qu'ils sont déposés dans le trou ou que les abords du précipice s'effritent, incapables de contenir l'amas de terre qui y est déversée. Avant de continuer le travail de réfection, il nous faut solidifier la base et les contours du précipice.

Le procédé

Si la terre est emportée par un courant d'eau qui coule au fond de la crevasse, nous pouvons contourner le problème de la manière suivante:

- Comme il y a de l'eau qui traverse la crevasse et que la terre est emportée au fur et à mesure, nous arrêtons l'opération de remplissage.

- Nous voyons alors arriver un camion chargé de gros tuyaux de béton ainsi qu'une grue mécanique qui place les tuyaux dans le fond de la crevasse, en travers de la route, de manière que l'eau puisse entrer dans ces tuyaux d'un côté de la route et en ressortir de l'autre.

- Lorsque nous voyons que l'eau est bien contenue par la structure de béton et s'écoule sans causer de dommages à notre route, nous continuons l'exercice à la page 108.

Si, par contre, les abords de notre route semblent incapables de contenir les matériaux de remplissage que nous voulons placer dans la faille, nous solidifions le tout de la manière suivante:

- Nous imaginons qu'une nouvelle équipe de travailleurs arrive au bord de la crevasse et y placent, de chaque côté et dans le fond, des coffrages de bois traversés de barres de métal qui servent à construire les murs de béton armés.

- Lorsque les structures sont en place, nous visualisons les camions y déversant du béton à prise très rapide. Ces murs de béton armé sont extrêmement résistants et assurent une excellente solidité pour la poursuite du travail, à la page 108.

Tester la solidité de la route

Il se peut que nous hésitions à avancer sur la route nouvellement réparée, même si cette dernière a résisté lors du passage d'un gros camion rempli de barres de fer. Nous sommes encore un peu méfiants et c'est bien ainsi. Nous avons tellement souffert de la présence de ce précipice que nous avons pu conserver certaines petites craintes face à lui.

Nous allons effectuer cet essai de solidité avec des balises de sécurité.

Le procédé

- Nous imaginons que les membres d'un service d'urgence sont présents aux abords de notre route.

- Nous demandons à l'un des intervenants de nous donner une corde solide. Ce dernier demeurera sur la partie de la route qui était déjà existante et nous, de notre côté, allons avancer sur le nouveau tronçon en tenant fermement l'autre bout du cordage. S'il devait s'avérer que la route ne soit pas aussi solide que prévu, nous serons retenus par le cable de sécurité.

- Cette protection efficace sera suffisante pour vaincre nos peurs et nous amener à tester cette nouvelle voie qui s'ouvre à nous. On peut alors poursuivre l'exercice de réfection à la page 109.

Évaluation post-exercice

Voici le questionnaire auquel vous avez répondu au début de ce livre. Si vous le remplissez à nouveau alors que vous venez juste de terminer l'exercice, les réponses ne seront pas vraiment différentes de celles obtenues la première fois. Afin de voir si des changements se sont réellement produits, il est recommandé de répondre à ce questionnaire trois ou quatre mois après que le travail de réparation de la route a été effectué. Vous pourrez ensuite comparer vos résultats à ceux que vous avez obtenus au premier questionnaire.

QUESTIONNAIRE

Étalez vos réponses sur une échelle de 0 à 3:

0 = aucunement; 1 = un peu; 2 = beaucoup; 3 = énormément.

Bloc 1

	0	1	2	3
Vous arrive-t-il de ressentir sans raison:				
– la peur de mourir?	__	__	__	__
– la peur de vous évanouir?	__	__	__	__
– l'impression de devenir fou?	__	__	__	__
– une sensation d'étouffement?	__	__	__	__
– une sensation d'étranglement?	__	__	__	__
– des étourdissements ou des vertiges?	__	__	__	__
– des palpitations cardiaques?	__	__	__	__
– des spasmes musculaires?	__	__	__	__

Bloc 2

Hésitez-vous à:				
– sortir seul?	__	__	__	__
– sortir pour faire des courses?	__	__	__	__
– rendre visite à des amis?	__	__	__	__
– utiliser le transport en commun?	__	__	__	__
– vous rendre là où il y a des foules?	__	__	__	__
– vous éloigner de votre domicile?	__	__	__	__

Bloc 3

Évitez-vous de:				
– parler devant plusieurs personnes?	__	__	__	__

- parler de vous-même? ____ ____ ____ ____
- prendre la place qui vous revient? ____ ____ ____ ____
- entrer en contact avec les gens? ____ ____ ____ ____
- regarder les autres dans les yeux? ____ ____ ____ ____

Bloc 4

Avez-vous l'impression:
- de vivre constamment sous pression? ____ ____ ____ ____
- que la vie est très lourde à porter? ____ ____ ____ ____
- que vous ne pourriez pas vivre seul? ____ ____ ____ ____
- que vous ne vous en sortirez jamais? ____ ____ ____ ____
- que le bonheur n'est pas pour vous? ____ ____ ____ ____

Bloc 5

Vivez-vous:
- des cauchemars récurrents? ____ ____ ____ ____
- des *flash back* d'événements passés? ____ ____ ____ ____
- une forte agressivité face
  à l'entourage? ____ ____ ____ ____
- une sensation d'être étranger
  à votre propre vie? ____ ____ ____ ____
- des problèmes de sommeil? ____ ____ ____ ____
- des troubles de la mémoire? ____ ____ ____ ____
- avec le souvenir d'un événement
  traumatisant? ____ ____ ____ ____

Bloc 6

Vous sentez-vous obligé de «performer»:
- dans vos relations amoureuses? ____ ____ ____ ____
- dans vos relations amicales? ____ ____ ____ ____
- dans votre travail (ou vos études)? ____ ____ ____ ____
- comme parent (s'il y a lieu)? ____ ____ ____ ____

RÉSULTATS

Si vous avez pris le temps de remplir ce deuxième questionnaire plusieurs mois après avoir fait l'exercice, c'est qu'il est important pour vous de prendre conscience des modifications inconscientes qui sont survenues dans votre vie. Vous pouvez maintenant comparer les réponses à ce questionnaire avec celles que vous avez données avant d'effectuer la réparation de la route.

Lorsque votre réponse à l'une des questions devient moins évidente que la première fois, soit:

0, 1 ou 2 plutôt que 3,

0 ou 1 plutôt que 2,

0 plutôt que 1,

c'est que des modifications inconscientes profondes se sont produites. Il est important d'en prendre conscience et de se réjouir de chacun des petits pas que l'on réussit à faire. Bien sûr, maintenant, vous devez continuer à vivre. Si vous relisez ce livre dans quelques années, vous pourriez avoir le goût de remplir le questionnaire encore une fois. Souhaitons que vous vous laisserez tenter, parce qu'alors vous réaliserez pleinement l'immense chemin parcouru.

Table des matières

Première partie
La route de vie

Annexes